U0233104

给青少年的大脑健身房

寻·找·快·乐
脑科学

HJÄRNSTARK
JUNIOR

[瑞典] 安德斯·汉森
(Anders Hansen)
[瑞典] 马茨·万布拉德 /著
(Mats Wänblad)

徐昕 /译

中国出版集团
中译出版社

目　录

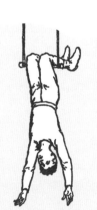

目 录

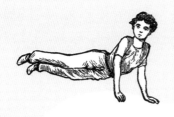

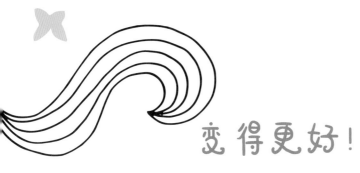

变得更好！

你有没有觉得你想要变得更好一些？哪方面呢？你问。哪方面都想变得更好一些。

比如玩电脑游戏或是集中精力做什么事的时候。不止如此。你可以变得更快乐、更镇定、更聪明、更有创造力。此外，你还可以获得更好的记忆力和更强的自信心。

谢绝这些想法吧——如果你可以的话！

嗯……我们常说，没有什么东西是免费的，它们会从你身上索取很多。也就是说，你必须做一些非常难、非常复杂的事情，比如（当当当当！）运动起来！

等等，停一下，把这本书放下。我真的不想骗你，尽管这听起来太好了，好得不像真的。尤其是再加上你还会变得更漂亮、更强壮；你也许还会睡得更香、吃得更有营养。不过这些只能作为额外奖励。

重要的是你脑袋里发生的事情。

因为当你在运动身体的时候，脑袋里的很多东西都变了。有一些是直接的变化，另一些要花较长的时间。不过所有这些都是好事。

听起来很奇怪吧？想要拥有更强壮胳膊的人自然会锻炼胳膊，而不是腿。同样的事情应该也适用于大脑。可事实并非如此。

研究表明，运动和锻炼对大脑的影响，比记忆力训练、数独或是填字游戏要大得多（以一种很好的方式）。奇怪的是，大脑似乎是身体中因为我们的运动而得到锻炼最多的一个部位。

捏紧你的两个拳头，将它们互相叠在一起。你的大脑不过就这么大。可它却容纳了你感觉和经历的所有事情，容纳了你的所有性格特点，容纳了你学过的所有知识。而这只是开始。

你的大脑思考、感知、控制你的活动，确保身体的一切都能正常运转，一刻不停。每一秒钟大脑里面发生了数十亿件事情。这些事情，哪怕是你在脑袋上钻一个孔，用显微镜往里面看，也是看不到的。

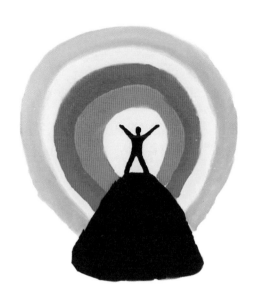

直到最近三四十年，我们才开始搞明白大脑的哪些部分是做哪些事情的，以及到底是怎么做的。

我们学到的最重要的事情之一是大脑是有可塑性的，也就是说，它一直是在改变的。也就是在这里，跟运动有关的事情进入了我们的视野。

你的大脑是由脑细胞构建的，脑细胞有着大量不同的任务。在大脑的一个部分，脑细胞专注于解读你眼睛所看见的信息。在另一部分，脑细胞更多的是忙于想象诸如机器人和冰激凌这些事情。

当你在思考和感知事物的时候，大脑很多地方的脑细胞必须一起合作。为了实现合作，它们借助化学物质来向对方传递信号。

当你活动身体的时候，你是在帮助大脑做这些事。你让更多的信号能够得到传递，让它们带着正确的讯息去往正确的地方。是的，当你活动身体的时候，整个大脑其实会运转得更好，它可以更有效率地工作。

就这样，你变成了你自己的一个更好的版本。

这一切是如何做到的，稍后我们可以仔细来看。此刻重要的是，你要明白你的大脑其实可以变得更好——而达到这个目标最好的方式是通过你的运动。

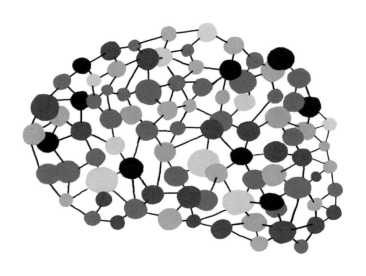

下一站：大脑皮层

把大脑想象成一个巨大的地铁系统。列车被发往各处，人们在不同的车站上车下车。他们也许是去上班、上学或是见朋友。那些车站就是脑细胞，列车是信号，人是需要传递的讯息。

训练、锻炼、运动，这些行为就好比雇佣了好几千名地铁工作人员，他们不仅维修坏掉的零件，还铺设新的铁轨，发明更好的列车，建造所需的新车站——因为一座城市是在不断变化中的。一切都会运转得更好，居民们可以工作、学习和娱乐。

到底叫什么名字？

这本书最难写的部分之一，就是确定我们该管这些行为叫什么名字——也就是当我们活动身体的时候，有那么多词可以选择：活动、锻炼、体育活动……可是没有一个词能够将它们囊括。

"训练"和"锻炼"听起来不仅很麻烦、很艰苦，而且感觉必须穿上专业的衣服，必须找到一条可行的锻炼路径。"体育活动"听起来技术性很强，而且比较无趣，哪怕它们指的其实是所有运动。"活动"感觉也不是完全准确。所以当我们对这些词来来回回掂量了很久之后，决定干脆就叫"运动"。

因为我们希望这个词能够真正涵盖所有行为。从跳舞、骑自行车到俯卧撑和"躲避球"游戏。当然还有撑杆跳，即使我们在这本书里极少提到它——确切地说是压根儿没有提到它。

重要的是我们在运动，而不是怎样运动。

寻找快乐脑科学

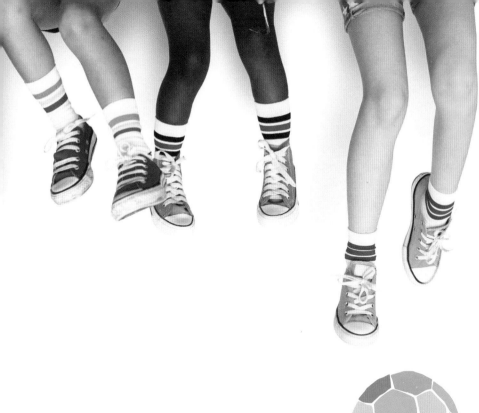

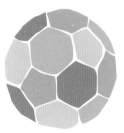

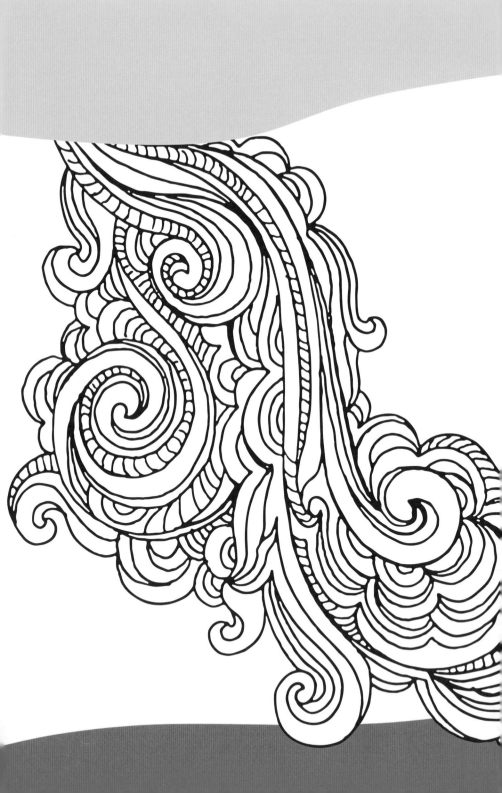

第一章

这样做你会更快乐

目 标

快乐的频率更高，每次快乐的时间更长。

期待某些以前让你感到害怕的事情。

更好地应对挫折，不要每次一感到什么事情很困难很麻烦就变得沮丧。

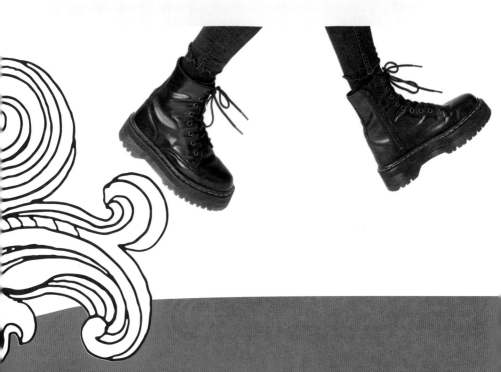

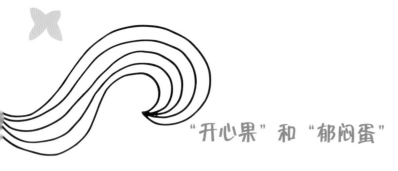

"开心果"和"郁闷蛋"

有些人似乎总是很快乐，比如电影《白雪公主》中的"开心果"。他不是微笑就是大笑，看起来总是对生活感到非常满意。另一些人更像"郁闷蛋"，从早晨脑袋离开枕头那一刻起到晚上躺下，他们总是笼罩在沉重的愁云之下，唉声叹气。

如果"开心果"把一个三明治掉到了地上，他会只把脏东西吹掉，然后吹着口哨继续吃（如果我们可以边吹口哨边吃东西的话）。而如果"郁闷蛋"把一个三明治掉到了地上，那这一整天就都毁了。

此外还有"愤怒狂""爱生气""玩笑家""小苦瓜""胆小鬼""笑不停"……嗯，你懂的。这些名字代表着各种性格。性格一方面告诉我们在没什么事情发生的时候一个人是什么样的，另一方面也告诉我们这个人通常会对发生的事情做出什么反应。

不过没有人永远都是"开心果"，就像没有人会从早到晚都是"郁闷蛋"一样。所有这些性格（以及很多其他性格）我们其实都有，只不过它们的含量不同，组合方式也不同罢了。

我们当然会对所有发生在我们身上的重要事情做出反应。家里养的一只动物死了，我们会悲伤；见到爷爷或是别的我们喜欢的人时，我们会开心。不过这时我们说的是感觉而不是性格。"郁闷蛋"有时候也会高兴，"开心果"偶尔也会哭。

奖 励

我们感到难过的时候，大脑里面发生了什么事？感到开心的时候呢？如果我们搞清楚了这些问题，就能让自己开心一点，对吧？

大脑有一个自己的奖励系统，这个系统中包含着很多用来在细胞之间发送信号的物质。多巴胺就是一种这样的物质。还有很多其他物质也参与其中，比如血清素、去甲肾上腺素和内啡肽。不过为了不把事情搞得太复杂，这里我们只讲多巴胺。

多巴胺的工作之一是告诉我们应该把注意力聚焦在什么地方。我们做自己喜欢的事情——比如吃美食、见朋友，这时多巴胺的数量会增加，我们会感到快乐和满足。可以这么说，因为我们做了一件对我们有好处的事，所以大脑奖励了我们。

吃是生命中非常重要的事情，所以每次当我们吃东西的时候都会得到大脑的奖励，也就是说得到多巴胺的刺激。在历史上，跟其他人建立良好的关系是一件生死攸关的事，所以会得到更多的多巴胺。我们喜欢多巴胺，想要得到它带来的刺激。所以我们爱做那些对我们有好处的事情。

多巴胺

大脑没有跟上时代发展

也许你会想：可我们有时候会做一些完全没有意义的事情啊。比如在我们原本应该去做别的事情的时候，却玩了好几个小时手机。这也跟多巴胺有关。在社交媒体上点的每一个赞都会给我们带来一点多巴胺的刺激。

好几千年前，当大脑的奖励系统开始出现时，对我们来说，被周围人接纳就已经是很重要的事了。没有人可以独自活下来。可那时没有手机，没法一个小时获得成千上万次多巴胺带来的小刺激。大脑没有跟上时代的发展，不然的话，它也许应该反过来做——当我们放下手机的时候，奖励我们一剂多巴胺。

毒品是大脑没有预计到的另一个问题。几乎所有会造成依赖性的药物，比如各种镇静剂和尼古丁（存在于烟草中），无须我们做任何对身体有好处的事情，就能提高多巴胺的水平。毒品会严重损害身体和大脑，尤其是长期服用的时候。

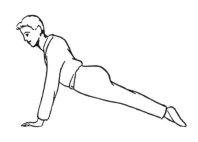

寻找快乐脑科学

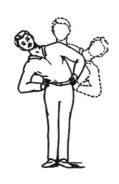

那我们该怎么做？

那有没有什么方法能让我们的大脑得到更多的多巴胺，同时我们又不需要做有害的事情呢？

哈哈，我们可以活动我们的身体。

我们刚刚锻炼（就是认真地活动）完时，一定剂量的多巴胺会释放出来（跟它一起的还有内啡肽，它也能让我们感到愉快，此外还能镇痛——这时候也许正需要它）。这些剂量比我们从手机点赞上获得的剂量要大得多。但我们必须为这种奖励忙上一阵子。锻炼显然还对肌肉、肺和心脏都大有好处。

曾几何时，多巴胺也许是对寻找食物和打猎的人的奖励——如果不活动身体就无法完成这些行为。活动也可能意味着人们在寻找更好的生活地点。也就是说，运动过后大脑会认为你做了有益的事情，希望这样的事情你能多做几次（你确实做了有益的事情，但采用的并不是大脑所以为的那种方式）。

美妙之处在于你运动的次数越多，效果看起来就越好。于是你获得了愉悦的感觉，即便你已经没在锻炼了，那种感觉还在那里。

一个稍微快乐一点的你

如果我们大家都去锻炼，那么我们每一个人都会突然变成"开心果"吗？

完全不会。

你不会仅仅因为开始活动身体了，就一个鲤鱼打挺从床上跳下来，然后哼着歌儿度过一天中所有艰难的时刻。除非你平常就是这个样子的（老实说，这听起来感觉是一个相当招人烦的人）。你仍然是你自己，有着你所有的性格特点。如果发生了什么难过的事情，你仍然会哭。

但总的来说，你变成了一个稍微快乐一点的你。这可不赖，非常不错。

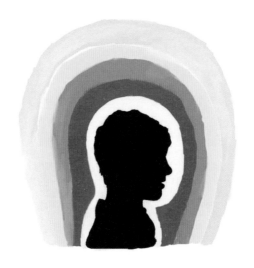

寻找快乐脑科学

抑 郁

有一些感觉既不取决于性格，也不取决于发生的事情。比如有些日子我们会感到沮丧低落，却没有特别的原因。

这种感觉可能会很强烈，尽管过了很长时间还是难以消退，我们管它叫抑郁。遭受抑郁的通常是成年人和青少年，不过小孩也可能感到沮丧。

当我们抑郁的时候，一切都好像没有希望、没有意义，每一天都变得越来越沉重。这时我们会很容易想到放弃，不再去做那些我们原本喜欢的事情，因为那也是没有意义的。而如果我们不去做有趣的事情，变得高兴起来的机会自然也就更少了。

我们还十分确切地知道，运动和锻炼非常有助于对抗抑郁。而出去锻炼通常是这时我们唯一想做的事情。

如果你长时间感到低落，重要的是去跟你信任的人说说话，告诉他们你的感觉。因为那样你可以得到帮助，只靠你自己去应付抑郁是很难的。

活动身体，快乐起来

医生的剂量

每次 30 分钟的运动，一周 3 次。脉搏加速（在整个过程中），运动到气喘吁吁（次数越多越好）。

这样做

技巧在于让脉搏速度长时间保持高位。这意味着你必须让心脏跳得更快。

先以你已经在做的，或者你也许应该做的事情开始——比如步行或者骑自行车上下学，取代坐车上下学。

假设你放学回家步行需要一刻钟，那就每周选择几天绕一下路，让步行时间变成大约半小时。走得快一点，要感觉到脉搏在加速。

如果愿意的话，你可以时不时提高速度，直到喘不过气来。保持较高的速度直到下一根电线杆（或者你在前方不远处看到的其他东西），然后重新降低速度。接下来继续这样，在不同的速度间切换，直到回家。

你在慢跑、骑车、游泳、滑雪或者转圈的时候也可以这么做。这就不需要非得是上下学的时候了。关键是脉搏和喘气。

其他方法

想一个自己感兴趣的运动，自己一个人或是跟伙伴们一起完成。唯一的规则是你 / 你们坚持至少半个小时，保持脉搏一直处于高位。你 / 你们要时不时逼自己气喘吁吁。

划船、摇桨、游泳、在林中的树木间回旋奔跑，玩自行车追逐游戏或是轮椅追逐游戏，在齐膝深的水里或雪里玩橄榄球——或是任何让你觉得愉快的活动。

一个很好的建议是不间断踢足球。在整场比赛中谁都不可以走或者停下来，所有人都必须一直跑动，甚至是球出界的时候。你不能原地慢跑，关键是做好规划，让自己在正确的时间处于正确的位置。

网球、羽毛球、篮球以及各种在轮椅上进行的运动也同样适宜。

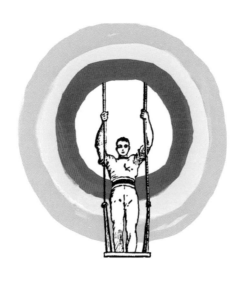

专业训练

在全瑞典（也许全世界）的所有居民区里都有一个"杀手坡"。不同的地方可能叫不同的名字，但它就在那里——通常是在一个运动赛道上。你知道我指的是哪个坡。现在你要去的就是那里。

慢跑到"杀手坡"那里，这是热身。做个深呼吸，然后跑上坡道。不用拿出你最快的速度，但要比你希望的略快一些。当你觉得想放弃的时候，再跑几步，然后掉头走下坡道。

等到呼吸恢复后，再重新开始。

重复 10 次，然后慢跑回家。

经过几次之后，你会发现，到达掉头点之前，你在坡道上跑得越来越快了。最后你可以毫不费力地冲到"杀手坡"的最高处。

如果你找到一个倾斜度适中、有良好地基的坡道，同样可以用轮椅、滑雪板或者自行车来锻炼。

预期效果

每次锻炼后，立刻感觉心情变好了，尤其是你觉得自己很能干的时候。为了能够整天都有更好的感觉，你需要在较长的一段时间里坚持锻炼。五到六周之后你应该能感受到不同。

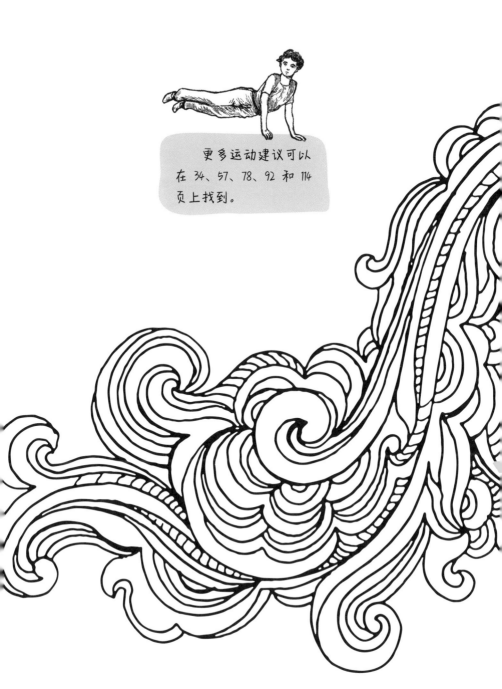

更多运动建议可以在 34、57、78、92 和 114 页上找到。

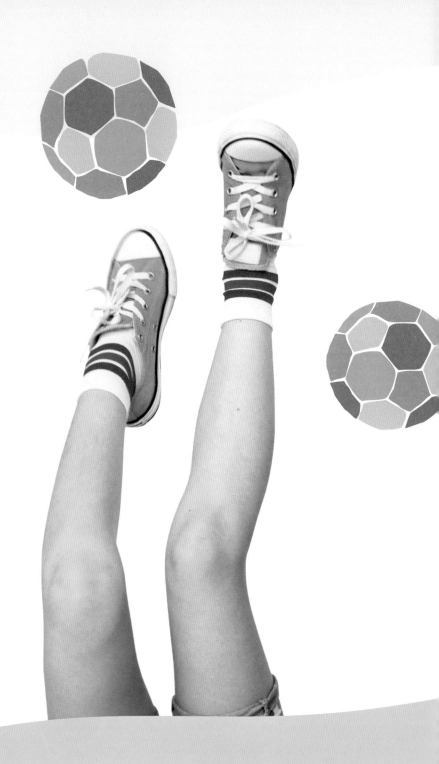

第二章

这样做可以减少压力

目　标

更好地应对压力大的情况。

更镇静地面对混乱的局面。

更善于事先预防焦虑。

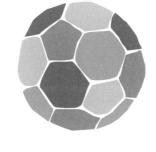
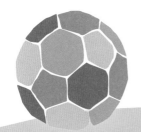
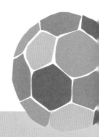

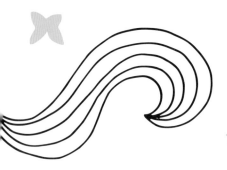

最佳状态

运动员有很多擅长的事，比如将铅球投得非常远，或者跳到空中翻好几圈然后稳稳落到地上，而且穿着溜冰鞋。不过绝大多数赢得奖牌的运动员还擅长另外一件事情：让自己保持最佳状态。

如何做到这一点呢？嗯，他们会在比赛前让自己有适当的压力和紧张感，然后在赛后迅速缓和平静下来。很简单，对吧？好，那让我们跳到下一章去。

哈，只是开个玩笑，不会这么简单的，有很多事情我们得先仔细研究一番。比如，我们到底为什么会感受到压力？那难道不是一件很没必要的事情吗？还有，大脑里发生了什么？我们怎样才能像运动员那样很好地处理压力？

只要跟着我们的介绍，很快你也会成为一位处理压力的大师。或者不管怎样，总比现在要好一些。

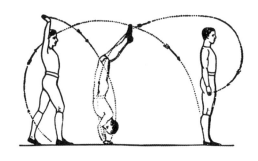

> **词　典**
>
> 　　压力是身体对精神上和身体上重压的一种反应（也包括在面对一项看起来非常艰巨或者自己不确定能否胜任的任务时，预先以害怕形式出现的反应）。

有压力是好事……

　　如果有人突然在你背后大喊一声，你的身体会立刻做出反应。尖叫可能意味着有什么危险的事情正在发生，所以身体让自己做好打斗或逃跑的准备。比如你的心脏开始跳得更快，使你的肌肉能获得很多血液。这个过程只需要花一秒钟。

　　为什么身体和大脑会做出这样的反应，这个很容易理解。有一段时间，人类被各种危险——比如野兽——包围，身体和大脑在那个时候得到了发育。无法对可能发生的危险做出迅速反应的人，就没机会回家吃晚饭了。他们会成为其他动物的食物。如今我们很少能在日常生活中遇到饥饿的野兽了，但我们可能会面临其他危险的事物。比如在马路上，一辆响着喇叭的大客车能立刻触动身体的压力反应，这时你最好赶紧避开。

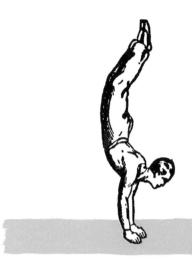

·······适合的剂量

有一些不那么危险的事情，也能让我们感到危险、害怕。很多人觉得，在一大群人面前说话很烦人。如果你是这样的人，你就知道这是一种什么感觉：你要在全班同学面前介绍熊是如何冬眠的，这时你会感到心怦怦直跳，嘴干得就像沙漠一样。那是身体和大脑在做打斗或者逃跑的准备。可在那个时候，这两种方式都是比较愚蠢的解决方案。

不过与此同时还发生了另一件对你来说很有好处的事情。大脑变得聚精会神、紧张不安。在那种情况下这并非什么坏事。

所以，一定剂量的压力是有好处的，它能让我们表现得更好。我们甚至可以说，剂量适合的压力让我们变成了一个超级棒的我们。

尖叫与恐惧

相反，如果压力发展成为恐惧——这是有可能的，那就不太好了。要么是因为压力太大了，要么就是因为压力存在的时间太长。整天走来走去准备着打斗或是逃跑，那可一点好处都没有。

如果压力太大，那通常是由大脑里一个叫杏仁核的小区域的奇怪特质决定的（在 83 页上你可以看到它在大脑的什么位置）。遇到危险时最早发出警报信号的就是杏仁核，它会触动整个压力反应。

杏仁核始终在观察周围环境，对所有看起来有危险的事情立刻做出反应。杏仁核也能记住身体通常对危险做出了什么样的反应，比如脉搏加快。所以当你的心脏开始怦怦跳的时候，杏仁核会把它解读为危险即将发生，于是会发出更多的警报信号——而这些信号显然又会让心脏跳得更加快了。那样一来，你原本的关注，一下子就变成了恐惧。

这个时候，你把此前记住的熊冬眠的内容都给忘了，不是瑟瑟发抖，就是开始不由自主地说一些其他的话。这样就不好了。

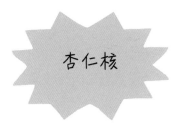

杏仁核

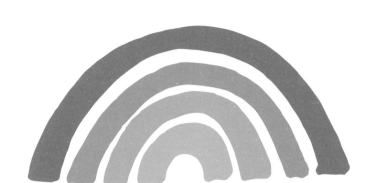

大脑的刹车

幸运的是，当杏仁核出现高速旋转风险的时候，大脑里有一些系统会对它加以抑制。其中一个系统存在于海马体中，那是大脑的记忆中心。我们可以说，杏仁核是油门，海马体是刹车。海马体是怎样做的呢？嗯，它的方法是减缓强烈的情绪反应。"这非常危险！"杏仁核大喊。而当海马体对这种爆发加以减缓后，大脑的其余部分会把这句话理解成"这也许会有一点可怕，所以要小心一点"。

另一块刹车踏板位于额叶处，大脑的这一部分用于分析事物和深入思考。比如你坐在一架飞机上突然遇到气流，杏仁核会立刻发出警报，你的第一冲动是："我们要坠毁了！"这时额叶——尤其是被称为前额叶皮层的那部分会跳出来让你冷静。"这只是气流，我以前经历过这种情况，如果当时没事，那为什么现在飞机就会坠毁呢？"额叶说。

寻找快乐脑科学

冷静的过程

如果一切正常，在我们跑完比赛或是讲完熊冬眠的故事后，压力会很快自行消退，或者是有什么东西将压力释放掉了。

为了明白这是怎么回事，我们必须回到杏仁核——大脑最早的警报装置那里。杏仁核发出警报的时候，身体释放出皮质醇，那是一种让心脏在压力下跳得更快的物质。皮质醇通常也叫压力荷尔蒙（荷尔蒙是一种身体反应的物质）。

当危险过去后，杏仁核会冷静下来，这时皮质醇的水平会回到正常状态。

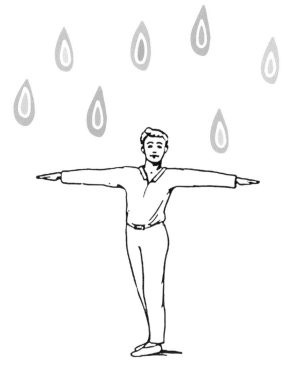

对抗负面压力的药物

适当的压力是好事，能让我们在最需要的时候表现得更好。可是我们该如何帮助大脑和身体将压力保持在一个适当的水平？一条线索是，压力始于"运动"，终于"自己"。运动能用多种方式控制压力，这里介绍几种。

1. 如果我们以皮质醇开始，那么当我们运动的时候它会增加。锻炼对身体来说是一种压力。肌肉需要更多能量和氧，所以心脏跳得更快更猛，以送出更多血液。不然的话你将无法承受运动。

可是当你锻炼完毕的时候，皮质醇水平下降到比你开始锻炼前更低的水平。也就是说，压力荷尔蒙更低了。从稍微长远一点的角度来看，每次你锻炼时皮质醇的增长都会越来越少，而锻炼结束后下降得会越来越多。

美妙的地方在于，这跟你以后的生活有关。平常的压力，比如在全班同学面前做陈述，所释放出来的皮质醇会比过去减少。

2. 你记得海马体吧，就是那个当第一个警报装置杏仁核加大油门时进行抵抗的刹车踏板。没有什么比运动对海马体更有益了。是的，它甚至会因为你运动而长得更大，因为你锻炼时，海马体中会形成更多的脑细胞。一个强大的海马体能够更容易地与杏仁核抗衡。

3. 那额叶呢，那个我们进行分析思考的中心。是的，也是一样的。当身体得到活动的时候，额叶也感觉很棒，因为它获得了更多的血液，所以会运转得更好。与此同时它与杏仁核的联系会更紧密，因此能够更迅速、更简单地制约恐惧。

4. 当你有规律地锻炼身体的时候，你会习惯这种压力（锻炼也是一种压力）。这意味着每次当杏仁核感到心跳加速时，不需要都用新的警报信号来做出反应。大脑明白了压力也可以是好事。

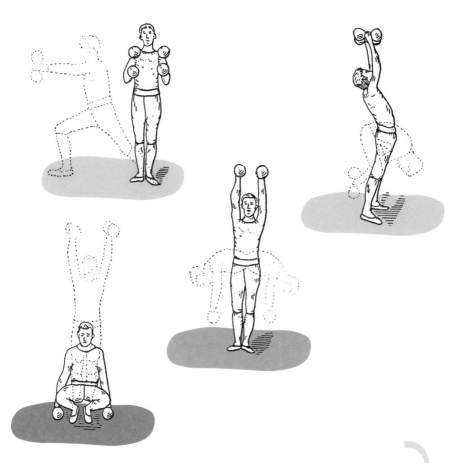

快速效果和缓慢效果

在做重要的事情之前（或是做什么看起来很可怕的事情之前），你可以通过运动来暂时减轻压力。不过你得持续一会儿，光是在校园里跳几下是不够的。

如果你继续有规律地锻炼上几个月，更重要的效果是，你能让自己变成一个不那么焦虑的人。那时你在大脑的"油门"和"刹车"之间建立了更好的平衡，这会给你一种更为冷静的心态。

你会变得更像那个在任务面前感到适当压力，然后在下一个任务到来之前迅速放松下来休整的运动员。你会得到更多奖牌——如果那是你此刻所追求的。或者只是在日常生活中保持最佳状态。

狩猎压力

其实还有另外一种压力。你知道前一秒你还有充足的时间，后一秒突然变得很匆忙的那种感觉吧？

实际上这种情况的运转机制是完全一样的。杏仁核发出警报说事情正在失控，皮质醇水平上升（皮质醇是身体的一种压力荷尔蒙）。幸运的是，这里有同样的刹车踏板，而处理这种情况最好的方法也是一样的，那就是：运动。

蛇的游戏

有人曾做过一个实验，那个实验很有趣，但也很可怕。几位科学家用手术摘除了一群猴子脑袋里的压力警报装置杏仁核。他们的想法是，如果他们摘除了对危险发出警报的东西，那么这些猴子应该就不会那么害怕了。

可他们怎样才能确定是不是这样呢？嗯，他们弄来了猴子们（也是大多数人）与生俱来害怕的东西：蛇。

结果跟科学家们想的完全一样。没有了杏仁核的猴子们一点也不怕蛇，相反，它们还对蛇非常感兴趣，去逗它们，在它们周围绕来绕去。

所以没有了杏仁核，害怕的感觉似乎急剧减弱或者完全消失了。不过等等……这不是相当美妙吗？你想想，我们再也不用害怕了。

可永远不会害怕当然也是有坏处的。对危险的东西，比如毒蛇和失控的公交车感到害怕，这其实是相当明智的——如果你想活命的话。

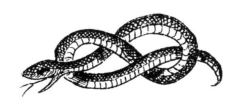

运动，变得更能抗压

医生的剂量

每次至少30分钟，时间长一点更好。每周2次或3次。进行有氧训练，让脉搏在高位保持较长时间。几次之后不要放弃，让大脑的压力刹车系统得到加强是需要时间的。

这样做

从你已经开展的运动入手，将运动的时间稍稍拉长，略微提高速度。带一个球或是一个飞盘去海滩或公园，看看你和你朋友的运动量可以突然增加多少。

郊游也是极为适合的活动，而且很有趣。步行、滑雪、划船、摇桨、骑自行车或者操纵轮椅，去稍微远一些的地方。然后奖励自己一杯咖啡或是几瓣橘子，既简单又美好。选你喜爱的奖励。好处在于，吃完后回到家你还得额外再做一组训练。

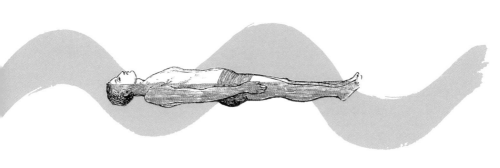

其他方法

游泳是极好的有氧训练——如果附近有游泳馆的话，能一年四季游泳也很好。如果觉得游的时间长很乏味，那就试试不同的泳姿。你可以发明自己的泳姿。谁能够发明出在水中前行最复杂的泳姿？

专业训练

你有没有听说过极限有氧运动铁人三项？先是游泳，然后是骑车，最后是跑步。在真正的比赛中人们要在海里游大约 4 千米，然后骑车 180 千米，最后跑一个 42 千米的马拉松。但你不必这么做。

不过你可以来一个自己的迷你版本。用很快的速度骑车去海边或游泳馆，放下自行车后用冲刺的速度跑向更衣室。回来时也一样。

预期效果

每次锻炼之后立刻觉得压力感减轻了。长期坚持后效果更好，所以不要太早放弃。要让大脑的压力刹车系统得到最大的强化，可能需要好几个月。

面对很难的或是不熟悉的任务，不会那么不安（压力通常会引起不安）。当你要在全班同学面前介绍熊的冬眠知识时，说话的恐惧减轻了。

一种更平和的日常感觉，当你面对所有必须迅速完成的任务时，不会有那么大的压力。

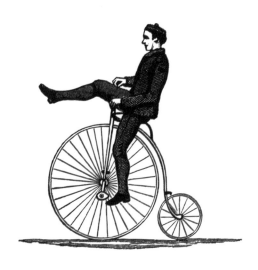

寻找快乐脑科学

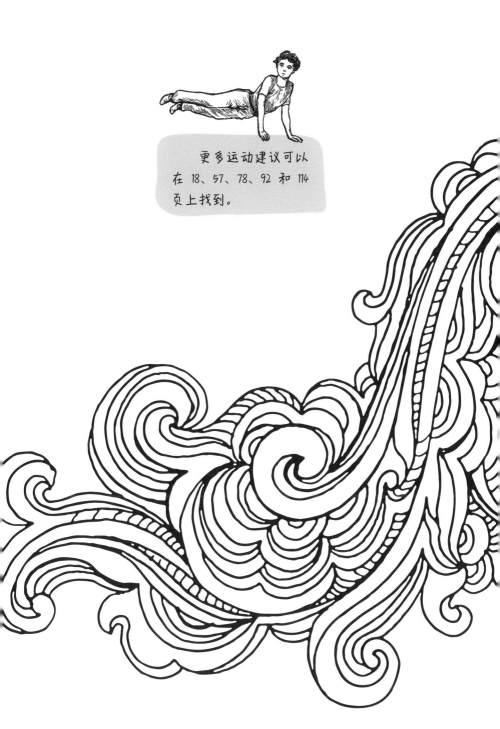

更多运动建议可以在 18、57、78、92 和 114 页上找到。

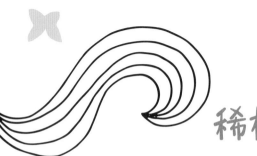

第三章

稀树草原大脑

时间机器

平安夜，你从你叔叔伊戈尔·蒂梅克斯（Igor Timex）教授那里得到了一件奇怪的礼物。"这是一部时间机器，"当你打开礼物时，教授自豪地说，"你可以去你想去的历史时期。"

你立刻想到你要去恐龙时代，或是去拜访古斯塔夫·瓦萨国王，或者是拿破仑，或者……可这时教授难过地摇了摇头。

"很遗憾，"他说，"有什么地方出错了。我说'你想去的历史时期'指的是 4 万年前，在东非。这似乎是唯一可以去的地方。"

嗯，你想，那应该会很刺激吧，也许吧。

你挤进这个小小的空间，按下开始按钮。机器震动起来，像一部装满石头的烘干机一样晃动起来。小窗外的一切都在乳白色的雾中溶解消失了。由于晃动你觉得很恶心，于是闭上了眼睛。

当你重新睁开眼睛的时候，时间机器停下来了。外面看不见圣诞树，也看不见任何亲戚，只有红褐色的尘土飞扬的土地和茂密的灌木丛。热气穿透了时间机器的铁板。你来到了非洲的稀树草原。

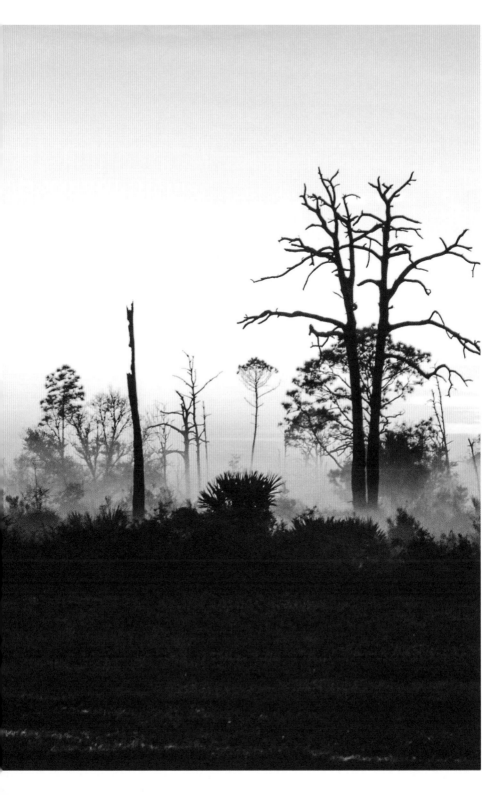

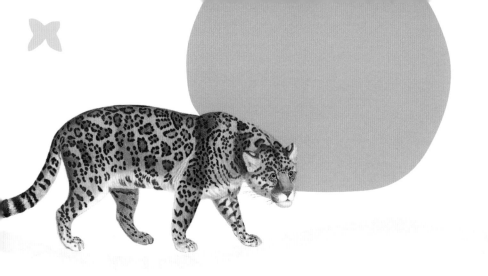

仿佛在电视里一样

现在你可以在一个跟你熟悉的环境完全不同的地方度过一个多月。这是一个更加危险和艰难的世界，极小的错误都可能造成可怕的后果。谢天谢地，你遇到了一群正四处走来走去的猎人，他们同意你跟着他们，不然的话你可能活不下来。

这感觉就像你进入了电视里一部讲述大自然的片子，只不过少了平静而自信的讲述者的声音。你被一头河马追逐，又差点被一头狮子吃掉。你一不小心踩到了一根枯树枝上，吓到了一头羚羊，于是这天的狩猎工作就全被毁了。

不过慢慢地你就适应了，你发现你的新朋友跟现代的伙伴非常像。你放屁的时候他们会大笑，你把事情搞砸的时候他们会生气。时间越久，你就越容易跟上追踪猎物所需的长距离的奔跑。

当你悄悄行进的时候，当你学习处理长矛棍棒这些武器

寻找快乐脑科学

的时候，你变得越来越有信心。你开始注意自然界和天气的所有微小变化，注意那些可能意味着附近有危险或是值得狩猎的动物的声音。你甚至能循着气味找到一个水坑。

当你最后回到时间机器，上车准备回家的时候，你感到自己会怀念在稀树草原的这段时间。有那么一瞬间你感觉你也属于这里。就好像你的身体和你的大脑其实是为这里的生活、为这个时代定制的一样。

事实就是这样。

适者生存

在接着聊稀树草原之前，我们得岔开一下话题，去看看进化是怎样实现的。就是自然界那些让生命成为现在这个样子的机制是怎样的。查尔斯·达尔文是第一个提出所谓进化论的人，那是十九世纪中叶。在此之前，（几乎）所有人都认为动物物种是上帝创造的，自从上帝造物之后就没有发生过改变。达尔文向人们展示，动物物种是可以随着时间改变的——同理我们人类也是这样（因为我们也是一种动物）。

以脖子奇长的长颈鹿为例。怎么会出现一种如此奇怪的动物呢？

嗯，不是上帝因为某种原因把长颈鹿塑造成了那个样子，就是有一种跟长颈鹿很像的但是脖子要短一些的动物在灌木丛中走来走去吃草，它们会时不时伸长脖子去够更高的地方。随着时间推移，脖子就被拉长了，直到我们看到了今天这样完成进化的长颈鹿。

事实证明，达尔文的想法要明智得多——而且正确得多。他认为，某一个物种的所有动物都是不同的，就好像所有的人都有自己的特点，即便我们通常都跟我们的父母很像。

在后来变成长颈鹿的这个物种中的所有动物里，有一些动物的脖子要稍微长一些。它们可以够得更高一些，能够比它们的朋友找到树上更高位置的食物。所以它们有一个优势，在食物比较难寻的困难时期，只有这些长颈鹿幸存了下来。幸存下来的它们有了很多孩子，这些孩子跟它们的父母很像，后来每一代长颈鹿的脖子都会变长一点，直到脖子的长度最适应它们生活的环境为止。

这就叫进化。所有的物种都会随着时间进化，因为那些最适应环境的动物生出的后代数量最多。这个观点你同意吗？很好，那么我们就回到原来的话题。

寻找快乐脑科学

我们为稀树草原而生

你很满意稀树草原上的生活，这是因为我们身体和大脑的进化正是为了适应那里的生活。人类在历史上绝大部分时间里，都生活在一个类似稀树草原的环境中，捡拾果子，猎取动物。随着人类一代代进化，那些适应稀树草原环境的优点保留了下来，并且得到加强。

对于这本书来说，最有趣的是我们的大脑为什么会像现在这样运转。我们为什么会有这样一个适应稀树草原环境的大脑。

你已经读了一些关于大脑奖励机制的内容——这个机制能让我们去做增加我们生存机会的事情。当你在做一件大脑认为对你生存有好处的事情（比如活动身体）时，你会得到一种愉悦的感觉作为奖励。如果你要在稀树草原上生存，就必须寻找猎物，并不断寻找更好的生活区域。不断地活动，就这么简单。

而我们大脑里也有警报机制。这是一个让你注意到危险，让你——如果需要的话——做好为活命而打斗或者逃跑准备的机制。这里也包括刹车系统，它会阻止压力过高或者过于持久。这种刹车系统会因为你活动身体而得到加强，这是在稀树草原上一种非常完美的解决方案，因为我们在那里需要大量地活动身体。

正如你所看到的，大脑（当然还有身体）适应的是一种跟我们今天完全不同的生活。

在沙发上吃薯条和喝果汁

如果我们做了什么好事大脑会奖励我们，那为什么当我们拿着一袋薯条窝进沙发角落里时，常常会感到最大的奖励和满足呢？

答案是当大脑的形状和功能形成时，沙发和薯条这两样东西都还不存在。

那时对能量（身体燃料）的猎取几乎是最重要的事情。身体需要能量来运转，因此当我们吃含有大量能量的食物时会得到奖励。我们会觉得它们很好吃，就这样。甜食、高脂肪的食物带给我们额外的奖励。另外我们还有一个内置体系，在我们一次性吃下很多甜食和高脂肪食物时对我们进行奖励。

比如说你的一位生活在稀树草原上的祖先有幸找到了一棵树，上面结着又甜又多汁的、格外好吃的果子。见到这么多水果的情况很罕见。只吃一个果子，然后下回想吃的时候再来吃更多的，这不是一个好策略。那种情况下肯定会有动物或者其他人把它们全都吃光的。于是我们产生了一种想立刻把它们全部吃掉的冲动，因为这在稀树草原上是最明智的做法。

现在你明白要把薯条放下留到下次再吃有多么困难了吧？

那躺在沙发上呢?

嗯,这也跟能量有关。不过这涉及的是大脑想要节省能量。

在几乎整个人类历史上,我们都是能量短缺的。我们吃甜食和高脂肪食物是为了积攒一些能量储备,我们躺在沙发上是为了避免不必要的能量消耗。不要怀疑我们的大脑和身体出问题了。

活得更像从前

为了节省能量,我们的大脑只需要把任务完成得刚刚好就行,不需要做得更好。

在历史上,大脑什么时候需要发挥最佳功能?嗯,当我们活动的时候,当我们生活在稀树草原上的时候。在那里,注意力是最至关重要的东西;在那里,我们需要记住的新的印象也最多。

大概正因如此,我们运动的时候,你和我也能获得更好的注意力和记忆力。运动是一种"黑客入侵"进化过程的方式——利用人类发育早期阶段的机制,来让我们在现代世界运转得更好。很聪明,对吧!

运动不仅能让身体更强壮更健康,还可以帮助心脏的所有系统以最好的方式工作。

这样你做所有事情都会做得更好一些。

改变需要时间

物种——比如人类——的进化需要很长时间。较大的变化可能要花数千年甚至更长时间。如果你在街上遇到一个石器时代的人（洗过澡，刮过胡子，穿着普通的衣服），你看不出他跟我们有什么区别。

大约1万年前出现了最早的农业，很多人不再以狩猎和采摘为生。1万年听起来是一段非常长的时间，在那之后我们似乎应该来得及进化和适应农业社会。可是跟人类存在的历史比起来，这几乎不值一提。

下一个重大的变化直到十九世纪才伴随工业化而出现。很多人离开了农业，进入工厂工作。而数字化——当互联网出现并再次改变我们的生活——是刚刚发生的变化。

我们生活方式的每一次重大改变，都让我们的运动量越来越少，因为这不再是那么必要的事情了。

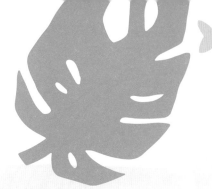

人类历史 24 小时

如果我们把从第一个人出现直到今天的人类历史想象成一昼夜的话，它看起来是这样的：

23：40（午夜前 20 分钟）

最早的农业。在此之前所有人都以狩猎和采摘为生。

23：59：40（午夜前 20 秒）

工业化。很多人开始在工厂工作。

23：59：59（午夜前 1 秒）

数字化。互联网、计算机、智能手机的到来，改变了所有人的生活方式。

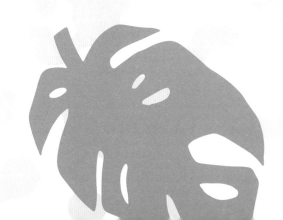

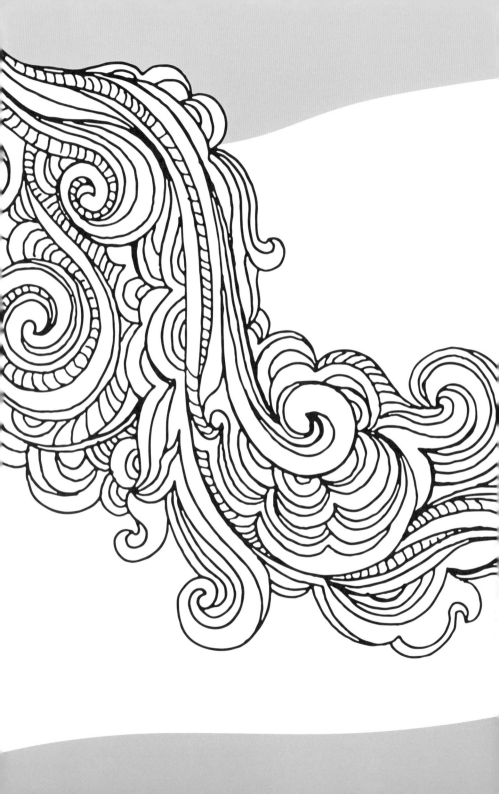

第四章

这样做你会更专注

目 标

更善于专注。

能够将专注的状态保持更长时间。

不会一有什么事情发生就分散注意力。

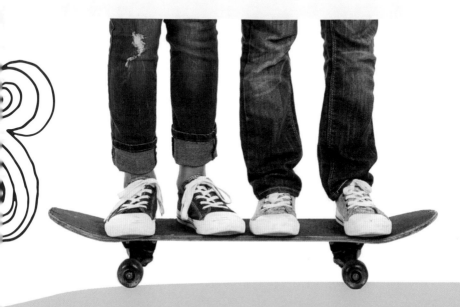

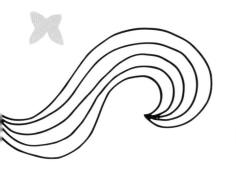

福 流

你最近有没有遭遇过"福流"？没有的话那可真遗憾，因为福流是我们可以陷入的最棒的一种状态——只有满满一浴缸散装糖果可以相提并论。不过福流更不寻常。

当我们被某件事完全吸引，以至于忘了时间和空间，这种状态叫福流。这时注意力达到顶峰，你的思想除了关注你正在做的事情之外，不会去想任何其他事情。

比如说你爱画画，喜欢坐在那里摆弄画笔和颜料。突然一幅画在你脑海里显现出来，它跟你以前见过的、创作过的所有画都不一样。你开始用颜料做试验，想要找到确切的色调。你将画笔换成海绵在纸上舞动起来，让颜料完全按照你的想法流动。

然后你吃惊地发现，你的周围变黑了。几小时过去了，你都没有发现天已经黑了。

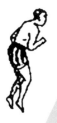

寻找快乐脑科学

恭喜，你经历了一段福流时光。

福流是专注的一种形式，这时似乎没有任何东西是麻烦或者困难的。人们只是自然而然地那么做了。福流通常发生在我们做一件自己极其感兴趣的事情的时候——不过它其实也可以发生在任何时候。这是一种非常美妙的感觉。

试想一下，如果我们能够完全自主地控制我们的福流状态，如果我们可以决定："哎哟，现在我有好多作业要写，我最好能进入福流状态，这样写作业这件事就会变得又简单又快。"

当然事情并不是这样的。不过我们可以帮助自己集中注意力，这样就能更容易出现福流。怎么帮呢？你来猜一下。

一次做一件事

当然，为了让自己集中注意力，我们不需要进入福流状态。但是注意力到底是怎么回事呢？

我们也许可以最简单地说，当你集中注意力的时候，你会一次只做一件事情，心里只想着你在做的是这件事情。这不是那么容易的，因为你身边一直在发生各种事情。突然响起的声音会打扰到你，你会感到冷或是出汗，会感到饿或者想解小便。忙到一半时手机会亮起诱人的信息，你越是想要努力去做别的事情，这些信息就似乎越是重要。某人怎么可以做出这样的事情？

不同的人，集中精力、将干扰的声音和其他事物关闭在外的能力是不同的。有些人只要别人掉了一支笔就会分散注意力，另一些人仿佛关在一个与声音隔绝的气泡里，完全专注于那一刻自己在做的事情。而我们中绝大多数人都位于这两种情况之间。

在不同的日子，我们集中注意力的难度也不一样。这取决于我们是不是神清气爽、肚子饿不饿、心情好不好，以及是不是新喜欢上了什么东西。

不过每个人都可以变得比以前好一点，你也一样。

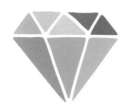

你之所以是你

你的意识就是你。你拥有的所有想法和你感觉到的一切就是你。任何其他人的感觉都不可能跟你此时此刻的感觉一模一样。注意到这些感觉的那一部分你，就是你的意识。

意识仍然是一个巨大的谜，即使对科学家们来说也是这样！我们不知道意识位于大脑哪个特定的地方。更像是大脑各个部分协同合作，制造了你对世界的感受。

有很多事情都在为引起你意识的注意而打架。就在你读这一章的时候，厨房里传来咔嗒咔嗒的声响，有什么东西扑棱着从窗口飞过，与此同时你的一侧屁股觉得裤子紧了。大脑将从所有这些信息中选出它想关注的点——就是将在你意识中弹出来的那件事，同时选出可以忽略的事。

你还记得第一章里说到的多巴胺吗？当我们做了什么有益的事情之后，这种物质能够奖励大脑一种美妙的感觉。多巴胺也参与了注意力这件事。

如果多巴胺水平正常，它能帮助我们过滤掉背景噪声，将注意力投往正确的方向。你当然记得该怎样帮助大脑做这件事吧？没错，通过运动。通过使用自己的身体，你不仅会更快乐，还能改善你的注意力。

额外的接线站

一定要跑步才能改善注意力吗？不，不是必须的——不过我们越努力的话，效果会越好。

实验表明，长距离的散步已经可以帮助大脑提高注意力了。一种可能的解释是——不管怎样，从比较长远的角度来看——散步能改善大脑各部分之间的联络，能使它们在需要时互相借力，比如当你想集中精力专注于某件特殊的事情时。这就好像大脑在最需要的时候获得了一个额外的接线站一样。

说到研究，美国科学家用 25 年的时间跟踪了超过 3000 名年轻美国人，观察他们的活跃度。与此同时还做了大量测试。

在测试中——尤其是那些涉及注意力的测试中——表现最好的是经常运动的孩子和年轻人，最差的是那些总是坐着不动的人，还有那些每天看至少三小时电视的人（这项研究发生在手机时代之前，不过所有迹象表明，密切关注 YouTube 视频的人差不多也有同样效果）。

不是为了吓唬你，不过……这组人群的注意力和记忆力显然要差得多。而最糟糕的是，他们的思维反应也要慢一些。

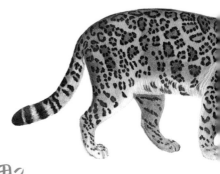

运动为什么有用？

嗯，这当然又要说到那个古老的稀树草原大脑。你知道的，你刚刚在 38 页上读到过。

追逐羚羊的人有一个巨大的优势，就是能够保持精力集中。然而猎人也得时刻做好准备，应对角色的互换。高高的草尖摇晃了一下，可能意味着一头狮子做好了追杀猎人的准备。

因此大脑的所有系统都是为了能在每一个瞬间迅速筛选出最重要的信息而构建的。

当你运动的时候，稀树草原大脑可能会将其解读为你在野外进行重要的狩猎，于是它会竭尽全力把那些系统调节到尽可能完美的状态。后来你可以将这种微调机制用于画一幅美妙的图画或者解决一个很难的数学题上——也可以仅仅只是让自己的精力更集中一些。

更多棉花糖

历史上最有名的一个心理学实验是二十世纪七十年代在一群四岁孩子身上做的。一位叫沃尔特·米歇尔（Walter Mischel）的心理学教授将一颗棉花糖放在那些四岁孩子面前的桌子上（每次一个孩子）。

"如果你可以在我出去的时间里忍住不去吃它，那么等我回来时你就可以再得到一颗。"米歇尔说着，离开了房间。

有几个孩子等教授一关上门就把糖吃掉了。孩子们平均等待了大约三分钟，超过这个时间后，诱惑就变得太大了。但是有几个孩子坚持了一刻钟，得到了多加一颗棉花糖的奖励。

他们是怎样成功的呢？是通过集中精力的方式，他们专注地想着很快就能得到两颗糖，而不是去想摆在面前桌上的那唯——颗糖。

你能够坚持等待多久呢？

寻找快乐脑科学

运动，让自己的精力更集中

医生的剂量

每次至少 20 分钟能够加快脉搏的运动（让你的心脏跳得更快）。最好是早晨或上午，因为几个小时后集中注意力的效果会下降。

这样做

利用早晨上学的路。早一点从家出发，绕一条较远的路。骑车、步行、坐轮椅或者跑步，速度比平时快一点，让脉搏快起来。

其他方法

你养狗吗？养的话就太好了。狗通常喜欢快走（或是慢跑），只要先让它们小便就行。你可以进行运动，狗可以得到锻炼，家里其他成员会很喜欢你，因为他们不需要出门遛狗了。下次跟父母讨论每周或者每个月零花钱之前可以谈谈这个问题。

你没养狗？借用邻居家的狗也行。

想象一下，上学的每一天都以体育课开场……那样的话一天下来的时候我们可以学到多少东西啊！

专业训练

有些事情我们也许没有把它们视为锻炼，比如打扫卫生。不过当你拿着吸尘器和拖把打扫卫生的时候，你的运动量比你以为的要多得多。

你有什么重要的、需要非常集中注意力的事情要做？可以是一次数学考试，一场国际象棋比赛，一场关于每个星期或每个月零花钱的谈判（你知道打扫卫生是一个额外的加分项，对吧？），或者其他任何事情。提前几个小时做好准备，来好好地做一次集中注意力的训练。

准备好吸尘器和一个盛了水和清洁剂的桶。

现在你要打扫这套住宅或这栋房子的所有地板，越快越好。先转一圈，把地板上所有东西都捡起来，然后用吸尘器吸一遍，最后用湿拖把拖一遍。别忘了计时，这样你就可以得到一个个人纪录，下次可以打破它。

做好规划，以打扫浴室结束，这样打扫完毕你就可以直接去冲个澡。

除了锻炼了身体之外，当房间变得干净整洁，大脑也会感到更平和了。

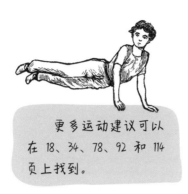

更多运动建议可以在 18、34、78、92 和 114 页上找到。

预期效果

每次你运动的时候，注意力都会直接集中。这种最初的效果能保持一到几个小时。可如果你把运动变成一种长期习惯，你会发现每天你的思维都变得更快了，注意力可以保持得更久，大脑不会那么容易走神了。

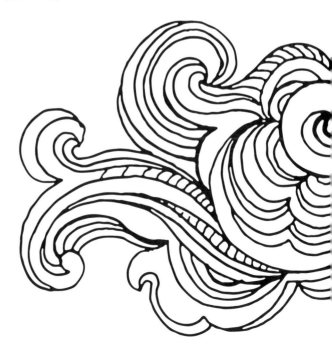

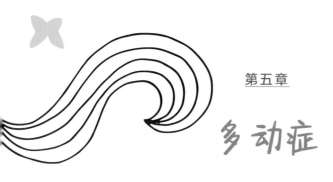

第五章

多动症

一点儿也不奇怪

你有时候会不会觉得集中注意力有点困难？比如你本打算在电视上看一部电影，结果却一直在玩手机或逗狗或摆弄别的东西。这会不会是因为有时候你行动得太快了，而没有事先考虑仔细？你是不是偶尔会觉得自己安静不下来，而是必须出去做点什么，活动一下身体（不安腿综合征里那只著名的蚂蚁）？

大多数人肯定会有同感，这一点儿也不奇怪。有时候我们都会发生注意力不集中的情况，会有点浮躁，有点过度活跃。而对我们中的一部分人来说，这种完全正常的行为会发展成为问题。在有些情况下这是因为他们得了多动症。继续往下读，你会对此了解更多。

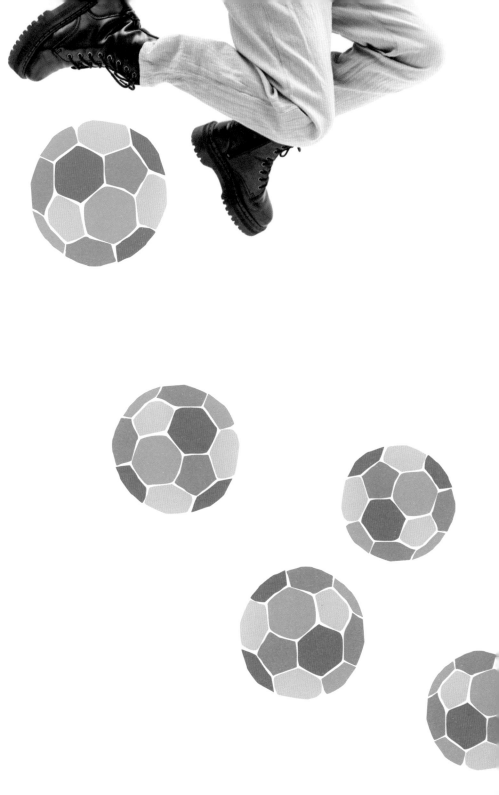

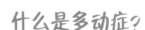

什么是多动症？

有多动症的人，会产生注意力不集中、浮躁、过度活跃这些问题。这种情况并不是偶尔发生，程度也不是一点点。这些问题会给日常生活带来麻烦，无论是在学校还是在家里——这样才能称得上是多动症。

可是这样的情况我们都遇到过吧？难道我们大家都有多动症？

呃，并非如此。我们大家都有这些特质和行为，只是程度不同而已。这就像一个变动的尺度，有些人程度高，另一些人程度低。我们会说那些程度高的人有多动症。程度低的人极少有这种感觉。大多数人都位于这两者之间。

因为有多动症的人与能够正常控制注意力的人之间没有明确的界限，我们其实可以说，我们都会有"一点点多动症"或是"轻度多动症"——如果我们正好位于临界点上，可以这么说。

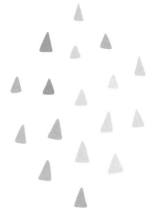

寻找快乐脑科学

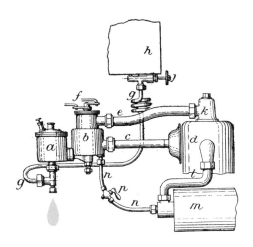

付诸行动

大多数事物都有两面性，多动症也是这样。很多运动员和高层领导都有多动症，或者说有多动症的特点。那些最有想象力的发明家、探险家和改革家也是这样。因为有缺点的东西也是有优点的。

我们中的很多人都过于谨慎，是的，几乎到了胆小的程度。"不，这么做有那么多可能出错的地方，我最好还是不这么做了"。尽管我们其实很想这么做。但是有多动症的人很少会这么想。

对于他们来说最有可能这么想："什么？汽车都不会飞？那我也许可以自己造一辆会飞的汽车。"有时候事实证明，这是一种非常棒的想法，只要有人敢去尝试就行。

如果你有多动症，你也许会立刻付诸行动，因为你等不及了！这可能会产生好的结果。

不过，正如前面说的那样，也可能导致麻烦。

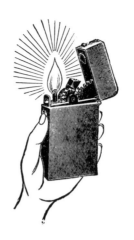

为什么会有多动症?

　　人类大多数行为都是因为历史上它们对我们有用而存在的。如果积极、急切和大胆一点对我们没有任何好处,那么这些行为早就消失了。为什么呢? 嗯,因为做这些行为的人活下来的机会要小得多,那样的话他们的基因就不会在后代身上幸存下来了。

　　当人类还是四处游走的猎人时,部落中如果有人不满足于旧式的工具和武器,而是总想着制造新的工具和武器来尝试,那是非常好的事情。有的人想着山的那边也许有什么好东西,值得到那里去看看;有的人在打猎时始终对声音和动作高度警觉,一有风吹草动就会做出反应。还有些人有多动症。

　　那时候需要各种各样的人。现在也是这样。并不是所有人都是一样的,这对人类是有好处的。参差多态的世界要有趣得多。

寻找快乐脑科学

大脑发生什么了？

现在我们得再说说多巴胺，以及伏隔核，在这本书里我们是第一次提到这个东西。

伏隔核是一群细胞，它们加起来还没有一颗豌豆大。但它们是你所有最喜爱的感觉的中心。伏隔核跟大脑其他很多部分都有联系，能从它们那里获得多巴胺形式的信息。当你做某件你喜欢的事情时（比如吃公主蛋糕），就会有一定剂量的多巴胺被输送到伏隔核，伏隔核接收了它们，然后给你奖励——奖励一种美好的感觉。这一点你在这本书前面的部分读到过，对吧？

嗯，伏隔核必须调节到正确的状态，才能接收剂量适中的多巴胺。如果接收剂量过大或过小的话，我们就得不到愉悦的瞬间了。人们认为，对于一部分有多动症的人来说，问题就出在这里。

他们的伏隔核的机能似乎有些不同（有多动症的人，摄取多巴胺可能会困难一些，因此剂量总是不够）。多巴胺无法给出同样的效果。

这时他们需要更大的压力、更多的印象和更多的公主蛋糕来使那种美妙的感觉出现。此外多巴胺通常就像一个过滤器，把那些会产生干扰的印象——比如烦人的背景音乐——筛掉。

这样我们就不难看出，注意力不集中、浮躁、过度活跃这些问题产生的根源在哪里了，对吧？

好消息

正如你在上一章关于集中注意力这部分看到的，注意力是可以通过运动来改善的。令人高兴的是，研究表明这对于有多动症的人来说效果特别大。其效果之显著，甚至在某些情况下可以完全抹去有多动症的人和没有多动症的人之间的注意力差异。短短五分钟的深度运动之后就会看到效果！

这时我们要记住，没有多动症的人，通过运动也可以获得更好的效果。这是对所有人都能带来好处的事情，尤其是对有多动症的人来说好处更大。

有很多方法可以让多动症患者的日常生活变得简单。我们可以改变环境和生活习惯（包括学校和家里）；药物对很多人来说可能有效，但你还可以运动。要经常性和高强度地运动。

通常来说，采用一种方式很好，但最好是采用多种方式。不是药物、环境和运动任选其———最好是所有有效的方法都去试一试！

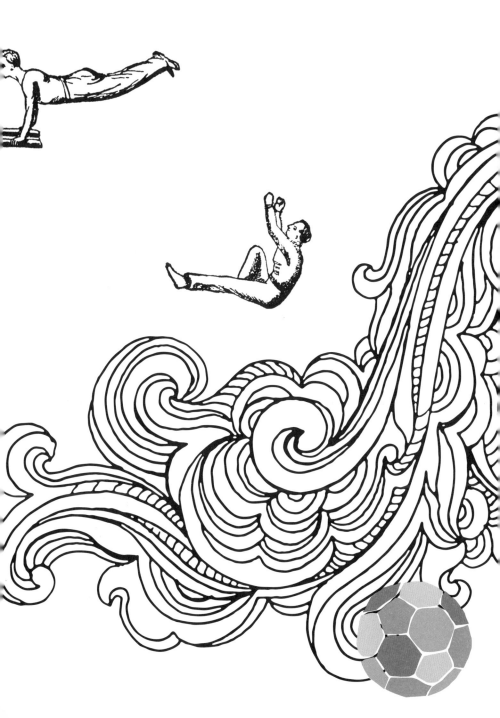

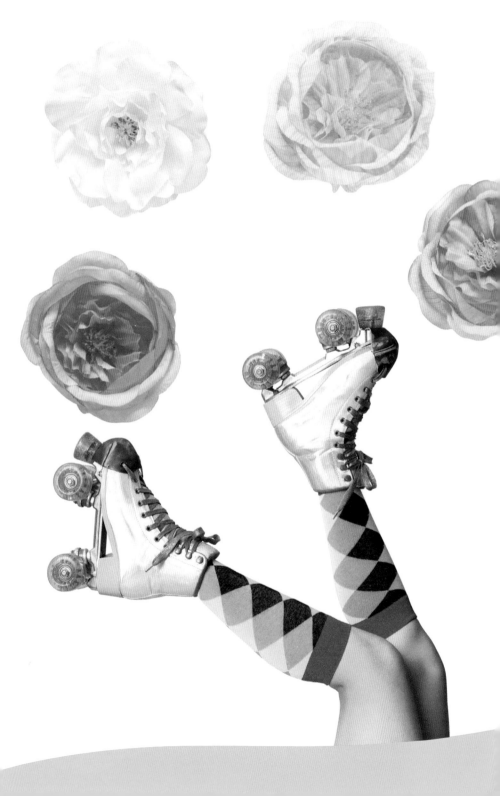

第六章

也许还会更
聪明

这样做你会更有创造力

目　标

变得更有创造力，而且是长期的。

更善于想出新办法。

更善于产生新点子——并且更善于付诸实施。

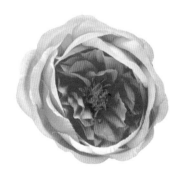

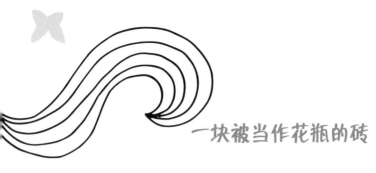

一块被当作花瓶的砖

拿出纸和笔，现在你有五分钟的时间来思考用一块砖可以做什么，想出的点子越多越好。特别夸张的或者无法实施的答案，比如用砖来造一台烤面包机——这种不算。开始，计时！

你想出了多少点子？应该有5—10种聪明的答案吧。你写的可能是，用这块砖能盖一栋房子或砌一面墙。也可能是用它做门阻器或者做写字台上的镇纸。如果想出更意想不到的（当然也得是聪明的）回答会得到额外加分。比如我们可以把花插进砖孔里或者用这块砖来做加湿器——砖会吸收很多水分，然后缓慢地释放出来。

这被称为"各种用途测试"，是一种很好的测试创造力或创新能力的方法。这种特殊的创造力被称为发散思维，旨在尽可能多地想出各种事物。

去跟班里的同学们做这个测试吧。不过不要作弊，下一回你得选择砖以外的东西。

冰激凌、沙滩球、太阳

还有另外一种创造力，叫作收敛思维。它要找的是唯一正确的答案，而不是大量不同的可能性。

测试收敛思维的一种常用方法是让受测人看三样东西的照片，然后找到三张照片的共同点，也就是说把它们联系到一起。比方说冰激凌、沙滩球和太阳。共同点是夏天，或者是游泳的沙滩。可能存在很多正确答案——但受测人只要说出一个就够了。

收敛思维的重点是快速、逻辑（能得出结论），要求很好地控制大脑。发散思维和收敛思维都是创造力的重要组成部分。

> ### 词　典
>
> "发散"的意思是某样事物将自己与其他事物区别开来，跟其他事物不同。
>
> "收敛"的意思是某样事物与其他事物有关联，或者跟其他事物相似。

什么是创造力？

研究创造力的人经常说，某样东西必须既是新创造的，又得具有意义，才能被视为是有创造性的。想说自己是有创造力的人，那就不能窃取别人的主意，想出来的东西也不能是无用的或是没有目的的。听起来好像只能想出有用的、最好有点无聊的东西——但其实并不是这样。创造力的运用可以有不同的方式。

科学家或发明家应该想出有用的东西，这是自然的。不过对艺术家的要求就完全不同了。因为艺术作品——比如画作或是乐曲，它们更重要的目的是唤起人们的感觉。

那对其他人来说呢？嗯，在日常生活中，创造力通常表示现在用新的方式来使用东西，或是将平时不太有关联的东西联系起来。比如这回，你在想："哎哟，我采了好多花，但我没有花瓶。等等，我是不是在地下室见过一块砖来着……"

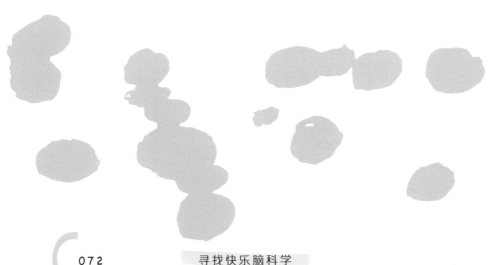

有创造力的人是不是很聪明？

一个聪明的人是怎样的？想一下这个问题。要定义"聪明"这个词并不容易，对吧？

知道很多事情，记得听过、读过的所有内容，这样的人聪不聪明？可以预测到很多事情、能够解决难题的人聪不聪明？善于理解别人、看懂形势因此总是能够如愿以偿的人聪不聪明？

大多数人应该认为，这三种人都很聪明。不过他们的聪明有不同的方式。聪明当然还有其他的方式。

那创造力呢？嗯，它就好像是聪明的一部分，但也许更是迈出下一步的一种工具。进行创造性的思考就是在需要的时候能够用一种新的方式来利用自己的聪明才智。

所以有创造力不需要很聪明，仅仅为了聪明也不需要创造力。不过创造力和聪明智慧在一起就成了一个无法打败的团队。

丘脑和多巴胺（当然）

你应该记得在集中注意力那章里我们讲过，大脑每分每秒都在收集大量我们周围世界的信息。只有极小部分信息到达了我们的意识，使得我们注意到它们。而其余信息则被筛掉了，不然的话我们会变得非常迷惘。

可是由谁来决定哪些信息该被释放给意识呢？嗯，由丘脑来决定——它是大脑的一部分，大致位于中央，像自行车轮毂一样。丘脑挑选出此刻可能对我们有用的信息，筛选掉其他信息。

为了让这种筛选以一种良好的方式进行，需要一种物质，这种物质叫作……没错，就是多巴胺。丘脑需要精确剂量的多巴胺才能胜任工作。如果多巴胺过多或过少，丘脑就无法释放出数量合适的信息。

这是一个非常敏感的系统。如果你想进行创造性的思考，就必须为意识获取一些额外的信息。可是只要再多一点点，思绪就会变成一团乱麻。

那我们到底该怎样来帮助大脑完成创造性思考这个棘手的任务呢？嗯，通过运动。这个你之前听说过吗？

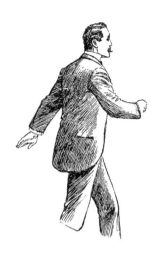

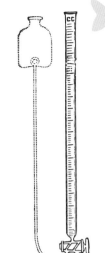

发挥创造性

很多电影里都有一个常见的角色，一位无比聪明（通常也是发散思维）的教授，在实验室里来来回回地踱步，思考着某个问题——直到头顶的电灯泡终于亮起为止。这真是一个非常逼真的创造性思维的场景。嗯，除了那个电灯泡以外。

有数据显示，在散步时接受"各种用途测试"（你知道的，就是70页上那个砖头的测试）的人，会想到更多应用的领域。没有人确切知道这是为什么，但事实就是这样。

此外，这种效应很快就会过去，这一点也无法准确解释。或许只是因为我们运动时大脑血流增加了的缘故。我们知道当大脑获得很多血液时，整个大脑（其中丘脑和额叶对创造力非常重要）会运转得更好。

大脑血液减少

这种创造力的提升非常强劲，但不是特别持久。它能保持一到两个小时，随后回到原点。如果还需要创造力的话，就得重新运动。

那我们可不可以像疯子那样猛跑，好让我们变得更有创造力，能够让我们在效果消失前想出更多点子？

不，其实不能。如果你将自己耗得筋疲力尽，那么创造力反而会减少。不仅是你这样做的时候，还包括此后一段时间。这可能是因为这时身体被迫将所有血液输送到肌肉上，剩下来给大脑的血液就少了。如果你身体素质很好，你就得跑步，或者至少是快走，才能让送往大脑的血流增加。

要想得到最佳效果，你得先进行规律的运动，直至你获得一个良好的基础素质——这需要几周或者几个月——然后你再用一种平静的节奏进行运动，同时（或者在运动之前）尝试发明那种有朝一日会拯救人类的奇怪机器。

发散思维因为运动得到了加强，那收敛思维（如果你忘记了这两个词是什么意思，去 71 页上的名词解释框里看看）怎么办呢？现在你也许会很吃惊，因为据我们所知，收敛思维完全不受运动和锻炼的影响。这真让人有点失望。

创作天才莫扎特

很多人觉得，莫扎特完全不用努力就能创作出那些美妙的音乐，它们只是来到了他的脑袋里，一上来就是成品。他唯一需要做的，是把这些音符写下来。

其实并不是这样。想法本身或许来得很快，但随后他对每一段曲子都付出了艰苦而长时间的工作，改了又改。他运用经典音乐理论，勤奋练习，用跟其他大多数作曲家同样的方式——辛勤地工作——才创作出他那些杰作。

那为什么这么多人觉得他的一切都来得那么容易？嗯，他在一封信里把作曲描述成音乐只是源源不断奔向他。可问题是，那封信是伪造的。

我们似乎都喜欢这种形象，一个无与伦比的天才，不需要像其他所有人那样工作。莫扎特当然是极有天赋的，有着与生俱来的创造天赋。不是谁都可以成为他，但所有人都可以改善自己的创造力。因为创造力很大很重要的一部分就是勤奋工作、学习很多知识、训练自己的大脑用与众不同的新方式进行思考的能力。

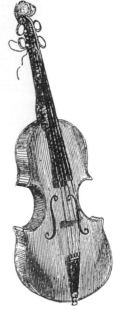

运动，
让自己更具创造力

或许也更加聪明

医生的剂量

运动至少 20 分钟，最好 30 分钟，不是在你试图解决一个创造性问题的同时，就是在即将开始之前。因为效果几小时后会减弱。每周还可以进行几次基础健身。

这样做

当你觉得自己的点子用完了，或是做一个任务卡壳了，这时明智的做法是停下来休息一下，快走或慢跑一圈然后再继续。你可能觉得没有时间做这些，但奇怪的是，这样做最终都还是会有回报的。

创造力是所有问题解决方案中很重要的一个部分——它通常意味着我们必须用一种新的方式、从一种新的角度进行思考。我们必须创造性地思考，就这么简单。

其他方法

你可以在走路或慢跑的时候思考问题，不过你也可以选择暂时去想另外的事情。对于很多人来说这更有效。在这种情况下，没有什么比用耳机听好听的音乐或者一本有声书更好的

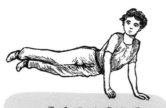

更多运动建议可以在 18、34、57、92 和 114 页上找到。

了。不过要试着认真去听，不要只是把它当作背景声音。

令人吃惊的是，当你重新去想那个问题时，解决的方法就已经等在那里了。

专业训练

运动的时候，听一本科普有声书或者科普播客。最好是关于科学家发现了什么新的、有趣的事物的内容。一方面这会给你一种积极的感觉，让你觉得问题和困难的任务都是可以解决的。另一方面你会想："这个问题和这种解决方法跟我所思考的问题有哪些相似之处？"

这是一种超棒的方法，可以让你用新的方式、新的角度来接近你所尝试解决的问题。你总是可以看到一些相似之处，哪怕它们有时候十分牵强。

预期效果

运动能在几个小时内给予你额外的创造力。如果你改善自己的基础身体素质，还会获得更多力量，让你通过自己想出来的那些点子，做一些很有意义的事情。

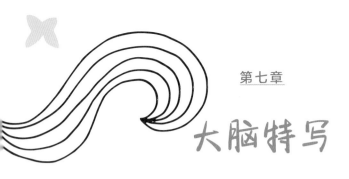

第七章

大脑特写

蛋筒冰激凌

一位名叫大卫·林登（David Linden）的研究大脑的美国科学家将我们的大脑比作有三个球的蛋筒冰激凌。

底部是一个被称为"爬行动物脑"的冰激凌球（因为蛇、蜥蜴这样的爬行动物有相当简单的大脑）。这是大脑最古老的部分，已经存在了好几百万年。这里有杏仁核（见82—83页），能够发出危险警报。"爬行动物脑"旨在让我们生存下来，它控制我们的身体可以让我们在遇到危险时做好打斗或逃跑的准备。

"爬行动物脑"的上面是被大卫·林登称为"鼠脑"的冰激凌球。我们和老鼠及其他啮齿动物都有"鼠脑"。这里有一些更为进化的功能，比如更好的记忆、各种感觉等。"鼠脑"的这些功能可以让我们预测并且避免危险——而不只是当它们出现时才做出反应。

第三个冰激凌球是"猴脑"。从这里开始就变得非常先进了。这部分大脑让我们能够跟其他人进行合作、讨论以及娱乐。它还负责对未来做出规划。

古希腊哲学家亚里士多德认为，大脑的形成是为了冷却血液，而智慧是存在于心脏的。他说过一些很有智慧的话，但这话说得不够聪明。

　　林登认为，我们人类拥有"猴脑"的一种"豪华涡轮变体"，这是为了让我们的大脑比我们最近的亲戚黑猩猩的大脑大出三倍左右。我们的大脑皮层（见 7 页）也要大得多、先进得多。这使得我们的思维比黑猩猩有更多步骤，我们有更强的想象力、创造力，更善于理解并预测别人的想法和感觉。

控制和操纵

　　将大脑比喻成一个蛋筒冰激凌自然是一种简单粗略的形容，不过这能帮助你明白，我们人类在有别于其他动物的这部分大脑下面，仍然保留了"爬行动物脑"和"鼠脑"。"爬行动物脑"和"鼠脑"在大脑皮层放慢速度、冷静下来以及让我们仔细思考的时候，能够迅速、本能地做出反应。

　　一个例子是杏仁核警告我们有危险，而前额叶皮层却减轻了不安和压力的感觉（见 28 页）。对于这本书来说有趣的是，大脑因为你运动而得到加强最多的那部分就是额叶和前额叶皮层。运动能够让你更好地控制和操纵"爬行动物脑"和"鼠脑"。

杏仁核

发送最早的危险警报（见27页）。

额 叶

缓和冲动。社会互动与分析思维的中心（见28、96页）。

海马体

记忆中心。创建和处理短期记忆。也参与挑选哪些信息应成为长期记忆，在空间上对我们进行引导（见106页）。

大脑皮层

大脑的"外壳"，大脑皮层为了让自己的面积更大而折叠起来（不然的话我们巨大的脑子将无法塞进颅骨里面）。大脑最先进的部分，让我们有别于其他动物（见80—81页）。

听觉中心

接收从耳朵来的感官印象，将它们解读后继续发送至丘脑（见90页）。

前额叶皮层

额叶的一部分，大脑的首领。在这里制订长期目标，决定一件事该做还是不该做。逻辑思维、抽象思维和数学思维中心。有一个重要作用是让我们在面对危险时能冷静下来（见28页）。

视觉中心

接收从眼睛来的感官印象，将它们解读后继续发送给丘脑（见90页）。

丘 脑

分类并挑选出对额叶来说可能最有用的信息（见74页）。

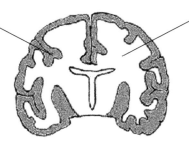

灰 质
（见90页）

白 质
这里控制着大脑各部分之间的交流（见90页）。

大脑，从上往下看

寻找快乐脑科学

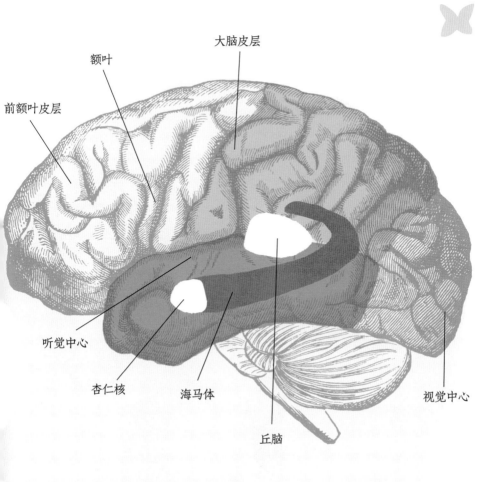

大脑皮层

额叶

前额叶皮层

听觉中心

杏仁核

海马体

丘脑

视觉中心

注意！这里只是本书中讲到的大脑各部分。其他区域和部分可能同样重要。

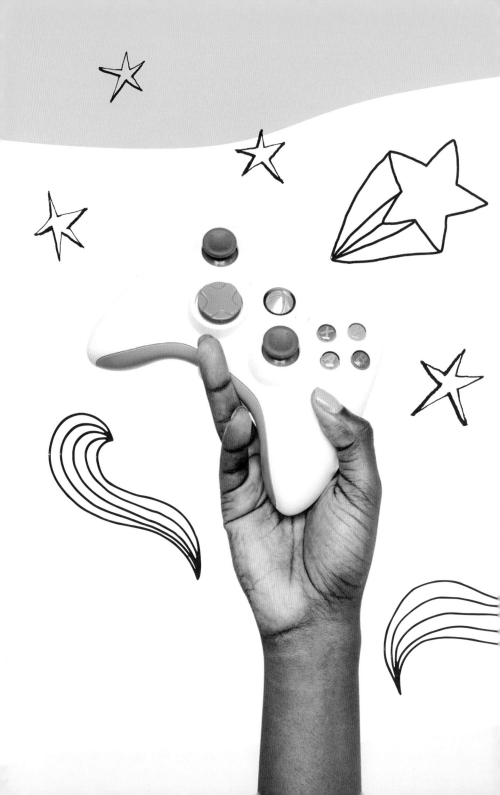

第八章

这样做你会成为一名更好的游戏玩家

目　标

在电脑屏幕前变得更迅速、更敏锐。

用新的方法，更有创造性地解决游戏中的老问题。

最终打破你保持了很久的最高分，达到新的层次或者战胜你的宿敌。

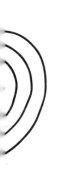
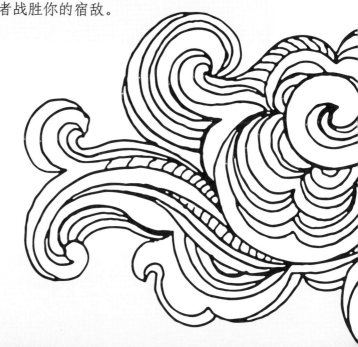

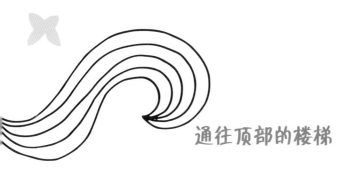

通往顶部的楼梯

变成一名更好的游戏玩家并非易事，如果你玩过一阵子游戏就会知道这一点。我们会升到某一个水平，然后停滞住。仿佛停滞了很久很久。

因为同样的缘故，能成为职业足球运动员或者诺贝尔物理学奖得主的人非常少。通往顶部的路有点像爬楼梯，每一步都比前一步高一级。最后我们达到了自己的极限，不是受不了了，就是能力有限。

要想上到楼梯高处，我们必须拥有某种天赋，比如一种疯狂的固执。无论你处在楼梯的什么位置，都需要进行几个小时有目的的训练，以及高度的专注。尽管如此，绝大多数人最终还是停在了那里。

如果有一种完全合法的方式，能把你的能力提升几个档次，该多么幸运啊！换句话说，让你的能力获得一些提升。

是什么方式呢？嗯，你应该能够猜到吧。

给游戏玩家的处方

要成为电脑游戏或电子竞技大师，需要什么条件呢？除了手指要快以外。

嗯，你需要能够聚精会神，在压力之下具有创造性，迅速找到新的、聪明的解决方法，拥有强大的记忆力，不会多次犯同样的错误（以及避免不时切换地图）。

当压力加大时，你也不能因此而行动瘫痪。一定程度的积极态度也是有巨大好处的，尤其是当任务看起来无法完成的时候。

你可以想象吗，本书的这一章讲的就是这个问题。多么不可思议的巧合。

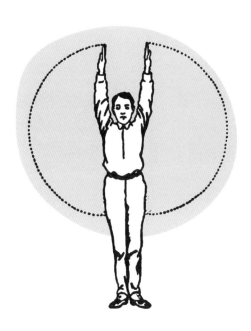

别在细节上作弊

这是不是有点夸张？我们只是坐在椅子上玩电脑游戏，我们是不是偶尔运动会对此产生什么影响吗？

那当然，德国科隆体育学院的英戈·弗洛布斯教授说。在一项调查中他发现，专业的游戏玩家脉搏可以达到每分钟160—180下（通常休息时的脉搏低于每分钟100下）。他们身体分泌的压力荷尔蒙皮质醇（见23页讲压力的那章）跟一位方程式赛车手一样多。与此同时他们能够作出极为迅速的反应，既包括身体上的也包括心理上的。

接下来他发现，绝大多数专业游戏玩家每天至少要练习8小时。无论身体上还是心理上都非常辛苦。

如今电子竞技领域有很多钱，他们有经济条件在细节上作弊。很多成功的队伍都拥有体能教练，负责让选手始终保持顶峰状态。要想达到最高水平，光练习游戏本身是不够的，身体也得得到练习。

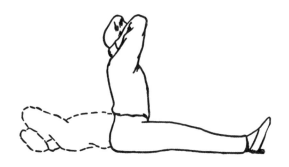

寻找快乐脑科学

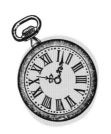

你的运动量能有多么小?

我们可以想象,你希望快速得到结果,也许快到你觉得无须花时间来运动和锻炼?继续往下读,你会很快看到结果。

一项针对一群十多岁儿童的调查显示,四分钟的锻炼(是的,你没读错,只是四分钟)就能让后面的一个小时获得很好的注意力。很值得一试,对吧?

另一项调查显示,12 分钟的慢跑对提高视觉注意力有明显效果,也就是说让我们快速理解并解读看到的东西,比如电脑屏幕上的内容。这里研究的是十多岁的儿童。

现在我们来讲单独的练习!你运动的时间越长,效果越好。如果你在较长的时间里(几个月)有规律地进行运动,效果会更好。

研究还显示,每天运动的孩子和年轻人对压力的反应没有那么大。你刚刚已经读到了游戏玩家所承受的压力水平。

那其他方面呢?嗯,同时容量(同时做多件事情的能力)、工作记忆(你做事情时用到的记忆)和执行控制能力(计划、组织、不受其他事情干扰的能力)也会因为运动和锻炼得到改善。

白与黑

我们可以将大脑分为两个部分，一部分由灰质组成，另一部分由白质组成。

灰质是外面的部分，也被称为大脑皮层。在这里发生的是高要求思维和先进思维。白质位于灰质下面，负责大脑各部分之间的交流。如果你把灰质想象成一个网络系统中好几台不同的电脑，那么白质就是在电脑间传输信号的各种线缆。

想象一下当你玩游戏的时候，你的大脑是如何工作的。视觉和听觉中心源源不断地接收信息，你要处理所有这些信息，然后作出反应，将信号传输给双手，告诉它们该如何活动。与此同时你也许会跟你的队友说话，发出或接收信息，引起新的决定和新的信号。同时你必须为下一步以及下下步构建并发展一种更加长期的战略……

运动和锻炼让白质和灰质都得到加强，但是对一个游戏玩家来说，白质可能要稍微重要一些。想象一下，当游戏进行到最关键的时候，如果电脑网络系统的线缆连错或者掉线了，会出现怎样的混乱局面。

科学家们尚不准确知道白质——大脑的接线系统——为什么会因为运动而大大增强。不过它会加强，这已经得到了证明。最终的结论是最重要的！

首 创

一项受测人群为七年级孩子的调查显示，使用一个简单的技巧，他们的测试成绩可以平均提高十个百分点。其中包括分多个步骤解决问题。他们大脑额叶的活跃度增加了，尤其是左侧，那里有对工作记忆和集中注意力非常重要的区域。

那个技巧是什么呢？就是站起来考试，而不是坐着。

想象一下，对于你的游戏结果来说，10% 会意味着什么……1000 分一下变成了 1100 分。也许不能如此精确地翻译这种效果，但不管怎样，它会带来不同。

所以，下次为什么不试试站着打游戏呢？你要记住你第一次是在哪里读到这个技巧的。

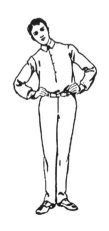

运动，
变成更好的游戏玩家

医生的剂量

打游戏的时候，时不时休息一下，活动至少10分钟。你应该每周做两次一些稍长时间的活动，最好超过30分钟。想让身体和大脑承受长时间的游戏，身体素质很重要。

这样做

投入你喜欢的运动。并非你做的这项运动会带来效果，而是你去做了会带来效果。游戏、跳舞、在森林里跑步——做什么都行。我们打游戏的时候，时间会轻易溜走。而且我们也不会跟人有太多交流。固定时间的团队运动能把这两个问题都解决了。

其他方法

对于游戏玩家来说，划船或者摇桨（锻炼背部和肚子）会特别有效，同时还能收获更好的身体素质。家里某个地方也许摆着一台旧的很久不用的划船机……

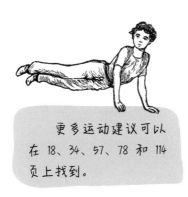

更多运动建议可以在 18、34、57、78 和 114 页上找到。

如果你想尝试站着打游戏，要注意对于背部来说，最好让它受力均匀，这样你站着时双腿会承受相同的重量。

专业训练

每小时中断一次游戏，打几分钟乒乓球。这会带给你很好的反应能力，锻炼眼手的协调，即视觉与身体活动的关联。此外，乒乓球是一种适合短期训练的激烈运动，你无须一张特殊的桌子，只需要在餐桌上拉一张网（或者用别的高度合适的东西）就行了。

壁球、板球、羽毛球和网球都是不错的选择，但首先需要你动起来才行。

预期效果

你也许不会成为电子竞技的世界明星，但你会迅速将自己的水平提升至少一个档次。你运动得越多，你在打游戏上就会取得更积极的效果。

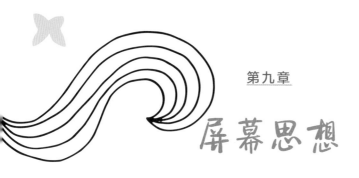

第九章

屏幕思想

糖果和连环画报

想象你将在写字台前做一件非常有趣的事情，比如你想出来一个主意。正当你要开始行动的时候，有人把一袋糖果放在了你的面前。也许还有一瓶汽水，以及一沓连环画报。

"你特别特别想吃的时候，就吃一颗，"这个人说，"当你非常非常需要休息的时候，就翻翻这些报纸。"

说完这个人就走了。你坐在那里，刚刚还准备全神贯注工作的你，此刻盯着那些糖果看。

老实说，你直接开始工作，然后全神贯注地工作到你特别特别想吃零食，并且非常非常需要休息的时候，这样的概率有多大？不是特别大，对吧？

而你忘掉自己的计划，转而边读那些超级英雄的漫画边吃零食，度过愉快的几个小时，这样的风险要大得多。

但还是有很多人认为，他们可以全神贯注地聚焦某件事情，不管一旁的手机在不停地响动，跳出各种信息。你是这样的人吗？那你真的非常非常需要读一读这个章节。

多巴胺系统

　　这听起来有点啰唆，但我们必须再次回到多巴胺和奖励系统上来。如你所知，整个奖励系统（见13页）的目的是让我们做一些对我们有好处的事情。你还知道，这个系统并不完全是为我们今天的生活而创建的。要骗过它太容易了，我们不需要做什么聪明的事情就可以获得奖励。

　　糖果和汽水是典型的例子。它们没有一点用处，但我们在吃它们喝它们的时候还是得到了一些刺激。不过骗过奖励系统最好的例子还是手机（以及平板电脑、电脑和其他所有带屏幕并且会跳出信息的东西）。

　　遗憾的是，孩子和青少年是完美的猎物。

从后往前

我们的大脑会在我们整个生命中不断发展和成熟。有些部分很早就会成熟，另一些部分直到成年才能够完全运转。我们经常说大脑是从后往前发展的。如果你希望你的额叶能够完全发育好，你得等到你 25 岁的时候。

额叶是大脑的一部分，它能缓和、减轻冲动。当你想去屋脊上走钢丝的时候，是额叶（希望是）在劝阻你不要这么做。

而额叶对所谓社交关系——我们如何与其他人相处——也很重要。团队合作极为复杂，需要长期训练，这可能也是额叶要花很长时间才能成熟的一个原因。不过这也使得所有 25 岁以下的人控制冲动的能力不是那么好。

大脑的另外一些部分发育得要快一些，比如多巴胺系统。从童年时它就非常活跃了，十几岁时会过度活跃。十几岁孩子的大脑对奖励极为敏感。

可是等等，这不太好吧？我们对快速刺激的渴望如此强烈，而制动系统仍在安装中，这难道不会导致……嗯嗯是的，正因如此，儿童和青少年才成为奖励制造者——手机——完美的猎物。

大脑也许喜欢

当我们做了一件大脑认为很好的事情，我们得到奖励，这个过程其实并没有那么简单。是的，最大的奖励——多巴胺刺激——是在我们觉得自己即将获利的时候得到的。

有很多用老鼠做的经典实验，得出的结论是，为了能够吃到食物，老鼠会用嘴去按一个按钮。这事老鼠学起来很快：按下按钮，就可以获得食物。

如果老鼠们每次按下按钮都会得到食物，那么它们饿了的时候就会去那里。其余时间它们会过日常的老鼠生活。但如果它们只是偶尔能得到食物的话，这时会发生一件有趣的事情。

老鼠们对按动按钮的兴趣会突然大了很多。它们按了又按，按了又按。做游戏、跑来跑去……这些老鼠们通常做的事情变得不再像按动按钮这么有趣了。它们按动按钮，希望这一回能得到食物。

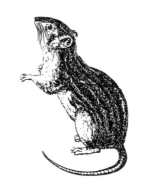

也就是说，老鼠的大脑喜欢不确定的东西，你我也是一样。我们"也许"能够得到某样东西的感觉让我们得到更多的多巴胺。

正因如此，屏幕上不断振动闪现的信息才这样危险，这样难以抗拒。因为也许偏偏就是这条消息极为重要？也许偏偏就是社交媒体上的这个帖子会改变一切？也许，也许，也许，点开，点开，点开。

多巴胺刺激会操纵我们去做那些大脑认为对的事情。在我们正要去做某件事时给予刺激，显然要比我们已经做完了之后再给要更有效果。

事实上，听到信息振动获得的奖励，要比看信息本身更大。

完美的组合

根据科学家的意见，七岁的孩子应该这样分配自己的时间。可以这么说，这是一个良好生活的建议：

运动：每天至少 1 小时
睡眠：夜里 9—11 小时
屏幕前的时间：每天最多 2 小时

老实回答，你的生活是这样的吗？不是？其实并非只有你是这样。20 个孩子里只有一个遵从了这样的建议。

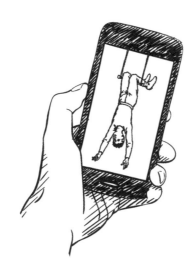

好的方面

这下感觉手机、平板电脑、电脑都是我们的敌人了，不过其实并非如此。它们也很有用、很有趣。你就这么想，用手机来查东西多简单啊。

外科医生可以用电脑上的模拟程序来练习手术（模拟的意思是模仿现实）。甚至还可以真的通过网络来实施手术，而患者身处另一个国家。飞行员有另外的模拟程序，他们可以在不需要乘客的情况下练习起飞和降落，这样就不会将乘客置于危险处境。

有一些程序和 App 教我们知识和技能，有一些教学视频帮助我们避免把电线接错，或者把椅子装反。还有一些有趣的视频让我们开怀大笑。是的，这样的好例子不胜枚举。

我们必须学会利用它们的优点，而不要陷入多巴胺的陷阱。

没时间

你玩耍的强度比你父母在你这个年纪时的玩耍强度要小了；你遇到的朋友、你的运动量、学习时间、睡眠和阅读量都更少了；你玩乐器的时间也比父母当年更少了——如果你刚好是一个处于平均值的年轻人。

相反，你花在屏幕前的时间要比父母当年多得多。这本身不是什么坏事，但遗憾的是，你花在其他同等重要事情上的时间就少了。

造成这种情况的原因之一是你们这代人已经习惯了非常快速的奖励，很多人等不及要享受快乐。遗憾的是，很多活动需要忍耐力，需要经过很多练习才能做好。比如拉小提琴或是花样滑冰。正如你所知，我们会觉得自己擅长做的事情格外有趣。直到你能把它做好了，你才能得到奖励。

所以我们转而选择把时间放在玩手机上那些比较没有意义的游戏上面，这样我们可以直接获得奖励。

但别忘了做选择的人是你，做决定的人也是你。

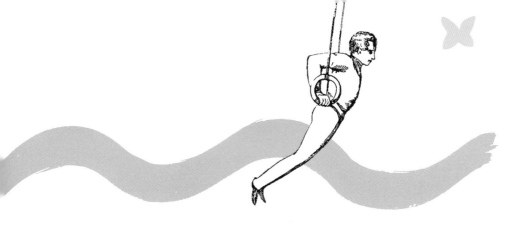

可是，喂……

……这本书要讲的不是如何通过运动强健大脑吗？嗯，是的，现在我们就要来讲讲这个。

这一切都跟平衡有关。如果你使用屏幕的强度适宜，睡眠足够，吃得不多不少，适量运动——你大脑的运转效率就会好得多。不过你也得有时间做所有这些事。遗憾的是手机和其他屏幕偷走了你太多的时间，以至于其他重要的事情得不到合适的位置。

另外，你的大脑因你运动而获得的提升有时候来得没有那么快。有些好处是立刻获得的，你在这本书前面部分已经读到过了。另一些好处要在你进行规律性的运动几周或几个月后才会出现。也就是说，这与快速奖励完全相反。不过它们值得去等，值得你为此付出辛苦。

让人感到安慰的是，当你习惯了让身体做更多运动之后，它自然而然就会给你快速的奖励。是的，甚至只要你一想到马上要出去骑自行车或是打曲棍球，就会产生一点多巴胺刺激。

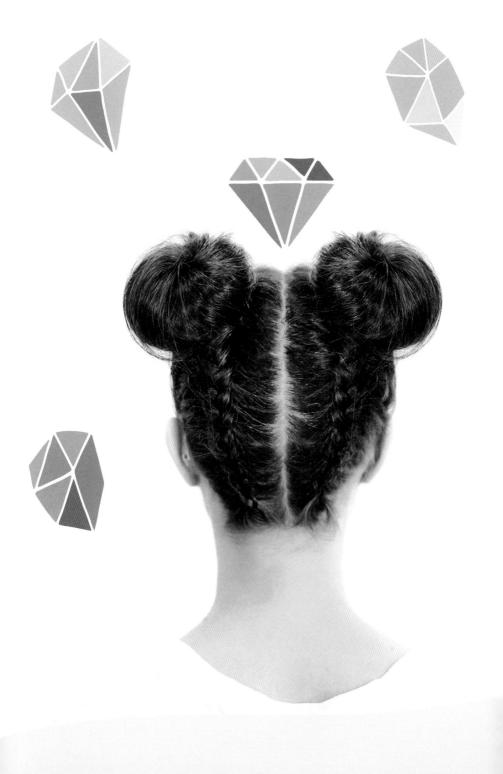

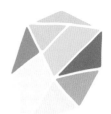

第十章

这样做你会有更好的记忆力

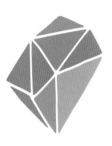

目　标

改善记忆力，让你能够调取出准确的信息，比如在学校里参加考试的时候。

避免将力气不必要地花在找东西上面，你知道早晨的时间有多么匆忙。

……呃，最后一点忘记了。

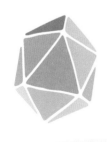

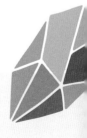

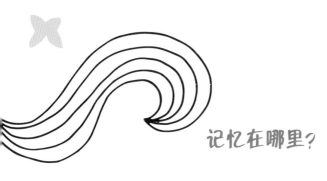

记忆在哪里？

大脑是一部复杂的机器，构造比一台电脑要复杂多了。而且聪明得多。比如在记忆力方面。

事情并非那么简单，并不是说大脑某处有一个特殊的记忆区。更确切地说，记忆存在于……大脑各处。

过去我们经常把大脑比作一台电脑，据此我们说，我们拥有一种工作记忆（在电脑上叫"内存"）和一种长期记忆（就像电脑的硬盘）。但我们的大脑更像互联网，所有电脑都连入了一个巨大的网络之中。

当然，确实存在一种工作记忆（或者叫短期记忆），那是海马体发挥重要作用的地方（在短期记忆中发挥的作用更大）。我们有一种长期记忆，但说到长期记忆，事情就开始复杂了，因为长期记忆存在于大脑皮层的各个不同地方。记忆并不是像一个完好的文件那样被保存的，而是以很小的片段散落在好多地方。

一部分信息在你的电脑里，一部分信息在云端，还有大量信息在数以百万计的网页中。

标　签

比方说一个晴朗的秋日，你走出大门，阳光温暖了你的脸庞，你呼吸着新鲜的空气。不远处，几个小孩在一堆沙沙作响的黄色和红色落叶中玩闹大笑。

"多么美好的一天，"你心想，"这个瞬间我必须记下来。"你也这么做了。可是海马体将这个记忆分解成一小部分一小部分，给它们贴上标签，分配到大脑皮层各处（见82—83页），那是长期记忆所在的地方。

这个过程发生在几小时或者一天之后，这时海马体确信这是一个值得保存的记忆。

很多年后当你因为什么事想起了这个瞬间时，海马体可以借助那些标签将所有片段整合成一个完整的记忆。不过有时候你无法获得整段记忆。落叶沙沙作响的声音会突然让你感到愉悦，但你不知道这是为什么，因为有一种感觉是跟记忆关联的。

是的，如果当一件事发生时你没有什么感觉，那么它其实很可能不值得作为一个记忆被保存下来。

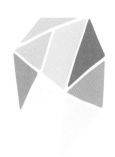

> **词典**
>
>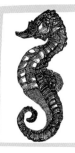
>
> 海马是一种鱼，它因为长得像小马（其实是马的前部）而得名。拉丁学名是hippocampus，显然大脑里海马体这个名称就是从这个拉丁语词变来的。

海马体

海马体其实是两个相似的大脑部分，两个大脑半球一边一个，看起来像海马一样。就像你刚刚读到的，海马体对你的记忆有着重要作用。

短期记忆就是储存在海马体中的，这个你刚刚读过。没有了短期记忆，每一天都会变成一大串放错了位置的杂事和反复读到的句子，让你失去思路。值得较为长期记住的东西，随后从海马体搬去了长期记忆那里。早晨你是怎样穿袜子的，这事可能不值得保存下来留给后世——如果你不是在穿袜子的时候摔了一跤的话。

这种搬迁被称为"巩固"。就是在这个时候，海马体为所有细节贴上了标签，将它们送往各处储存起来，以备日后所需。

巩固常常会在事后一天才发生（我们认为通常是在夜里睡觉的时候）。这个时候，你早就忘了穿袜子的事情（其实几分钟后你就忘了——如果你穿袜子的时候没有摔个狗啃泥）。

遗忘很重要

大脑可能装满了记忆。你不必为了记住一件事而去忘掉另一件事。你的记忆容量其实是极大的，至少有1拍字节（一百万千兆字节！）。它大约相当于一万座装满了书的图书馆那么大的容量！

尽管如此，你还是会忘记事情，这是非常好的机制。如果你记得所有事情，那你的大脑就会记忆泛滥，会无法将重要的事情筛选出来。所以大脑会忘掉那些不再需要的事情。

有一种非常特殊的事情总是被我们遗忘，就是某件事曾让我们多么疼——如果这种疼痛是对我们来说有好处的事情的一部分的话。听起来很奇怪吧？其实这是相当符合逻辑的。

一个刚刚生完孩子的女人知道生孩子有多痛，可如果你一年后问她，她所记得的疼痛通常会变轻。如果我们用更长远的眼光来看，这其实是非常自然的。如果女人确切地记得上一回生孩子时有多痛，那么也许就不会有下一次了。那样的话地球上就不会有那么多人了。

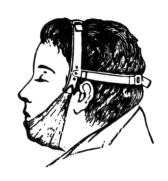

没有长期记忆的男人

有一个美国人——亨利·莫莱森（Henry Molaison）——在二十世纪五十年代的一场手术中左右两边海马体都受到了损伤。想象一下，你觉得这对他的记忆来说意味着什么？没错，他再也不能创造长期记忆了。

他记得手术之前的所有事情，因为长期记忆所在的那部分大脑仍在运转。可是再也没有新的记忆补充进来了。一旦有人离开房间几分钟，亨利就会忘记他们曾经来过。

余下来的生命里，亨利一直觉得自己是 27 岁，因为他接受手术时是这个年纪。当他年纪越来越大时，他甚至都认不出镜子里的自己了——他以前不是这个样子的！

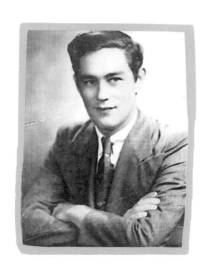

寻找快乐脑科学

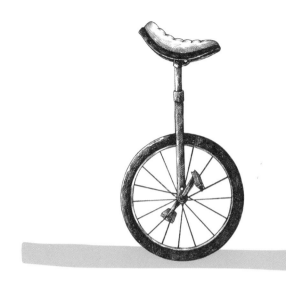

身体自己的记忆

你会弹钢琴吗？会骑自行车吗？如果会的话，说明你习惯使用自己的运动记忆（意思是跟身体运动有关的记忆）。不过哪怕你从没见过钢琴或者自行车，你也同样习惯使用运动记忆。因为没有了它，早晨你甚至都无法从床上起来。

你每时每刻都在做事情，但你不会去想它们。你绝大多数的活动都是自发进行的，你不需要去想该动用哪块肌肉来弯曲胳膊把饭菜送进嘴里。你不会每走一步就停下来，思考下一步该怎么走。这些都是因为你拥有运动记忆。

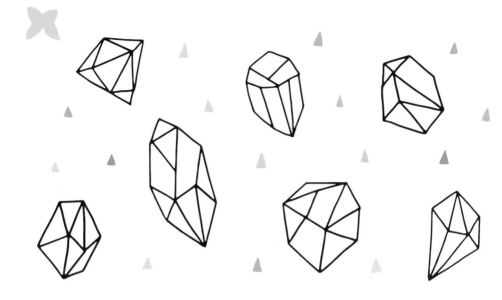

新的图案

　　所有的活动其实都是非常复杂的，肌肉能在精确的瞬间收缩或者放松，并且幅度恰到好处。脚和手能有精确的角度，数百块小肌肉必须同时保持身体其他部分的平衡，使得你不会倒向某个方向。如果这一切不能平顺地运转的话，那么你会像一个机器人那样跌跌撞撞地往前走，动作非常僵硬。

　　这一切当然是大脑掌控的。它为每一个细小的动作记住了一个图案，不需要花大量力气去想它们。可当你要练一个新的动作时，比如学一段钢琴曲或者第一次骑自行车……嗯，这时海马体必须参与进来。

　　当你练习的时候，你需要一个短期记忆，然后这个动作会被巩固成身体长期记忆的一种形式。只要你练得足够多就行。

记忆的小路

那么记忆到底是什么呢？我们能在大脑内部看到记忆的样子吗？不，显然记忆不像电影或照片那样是看得见的。不过记忆其实在大脑里留下了痕迹，这种痕迹我们是可以加以测量的。

从根本上说，记忆是一群互相关联的脑细胞。一个细胞不会触碰另一个细胞，但它们之间互相传递信号。细胞之间的关联度有多紧密，取决于它们之间有过多少次联系。

这就有点像森林里的小路。那些经常被人踩的小路很容易找到也很容易走。只被踩过几回的小路很快就被植物覆盖上了。

每回你初次经历一件事情，或是学了什么新知识，就会造出一条新的小路。下一回你做相似事情的时候，大脑会更容易在森林里找到正确的小路。正因如此，想学会什么就重复什么是非常聪明的做法。

有些记忆的小路直接变成了柏油路。那是当你经历某件极其特别的事情，或是唤起你极其强烈感觉的时候。尤其是当你觉得自己受到了威胁或者身处危险境地的时候（因为杏仁核会发出警报信号，见 27 页）。为什么？嗯，因为下回当你遇到这种情况的时候，要记得立刻走到路上，而不要再四处寻找，这一点极其重要。

另一些经历不会踩出任何小路，比如穿袜子这种事。几乎是动作一结束，脑细胞之间的联系就随之松开。因为记住这些事完全没有意义。

嗯，还是运动

帮助各种形式的记忆跑起来的最佳方法是……这都不需要说了，对吧？好吧，就是运动。

运动让输往海马体的血流增加。在这种情况下，你知道海马体对于记忆来说有多么重要。同时大脑的其他所有部分也都得到了更多血液，它们也对记忆有所助益。

不过这还不够。大脑的有些部分会释放出一种物质，加强脑细胞之间的联络（记忆的小路，你知道的）。当你运动时，这种物质会释放出额外的剂量。

这意味着让你的大脑做好了接收新的信息和制造新的记忆的准备。特别聪明的做法是，在你马上要开始学习之前运动一下。是的，调查显示，我们运动时学习效果其实最好。不过当然，这有时候很难实现。

巩固的过程不会立刻发生，这也意味着我们要避免到了最后一刻才开始学习。要知道你今天所学的内容，得等到明天才能巩固下来。

所以无论是从短期看还是长远看，运动都可以改善你的记忆。无论短期记忆、长期记忆还是运动记忆都是这样。别忘了这一点。

很差的方位记忆

你是不是很容易迷路？绕过一个街角，你是不是就找不到方向了？欢迎来到"方位记忆很差者俱乐部"。

人找路能力的好坏也跟记忆有关，因此也跟海马体有关。

当你读到这里时，海马体中的某一群脑细胞会精确标注你所在的位置。如果之后你移动了几米，其他细胞就会行动。最后形成了一种内部的记忆地图，你去过的地点（以及你走过的路）会被标记出来。我们认路的过程就是这样，尤其是一条路走了很多回之后。

很差的方位记忆可能是内部地图没有调整好以及我们没有足够留意自己走路时的情况这双重原因叠加导致的。

运动，加强记忆力

医生的剂量

运动大约 30 分钟，每周至少三次。保持正常的步速就有效果。但如果你让脉搏再快一些，你就能为记忆创造更好的条件。经过较长时间（超过一个月）规律的运动之后，你会收到全天候的效果。

这么做

其实做任何事都能产生效果。活动量较大的游戏、运动、游泳、滑冰、轮椅篮球、观察鸟类、采浆果……什么都行。

如果你要在执行一项任务之前运动的话，你不要全力以赴，因为那样大部分血液会流到肌肉里，而不是流到大脑里了。

其他方法

力量训练也能带来一些额外的记忆提升，尤其是针对联想记忆（比如让你把人脸和姓名匹配起来的记忆）。

用自己的体重而不是杠铃作为负荷，那样你会知道自己没有让身体承担超过负荷的重量。观看在线视频的时候做平板支撑（身体保持僵硬，肚子朝下，只有前臂和脚趾能够触到地面）或者蹲马步（假装自己坐在一张凳子上，后背贴着墙——但其实没有凳子），出去倒垃圾的时候走弓步，整理袜子的时候做仰卧起坐……啊，你可以自己想点运动。

你不知道怎么走弓步吗？抬起一条腿，把膝盖抬到臀部的高度，然后往前放下。将抬升的这条腿尽量往前迈，保证自己不会摔倒。轻轻地放慢动作，脚够到地面时弯曲膝盖。弓步非常适合腿部力量训练。就是邻居看到时会觉得很滑稽。

专业训练

你有没有固定的作业日？那就一周定两到三个作业日，去完成你所有的作业和家庭任务。在开始之前，用某种方式（见上面）运动大约半小时。你会发现写作业的速度更快了，你学到的东西也更多了——这意味着下一次作业（以及第二天上学）会变得更容易一些。

如果你一天里有很多作业，那么跟你只是安安静静坐在那里写作业比起来，先运动一下反而会节省时间。

你可以边走路边学习词汇和其他东西。带上一张纸或一个本子，不过要注意去没车的地方走。

预期效果

更简单、更快速地完成作业，取得更好的学习成绩。因为短期记忆能更好地梳理剧情，所以你在看书、看电影时会觉得更有趣。丢钥匙的事情很少发生了，生活会变得更为轻松。

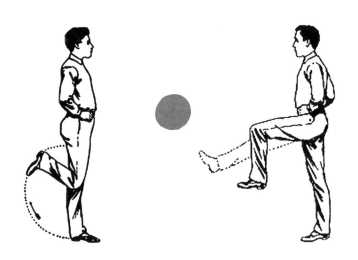

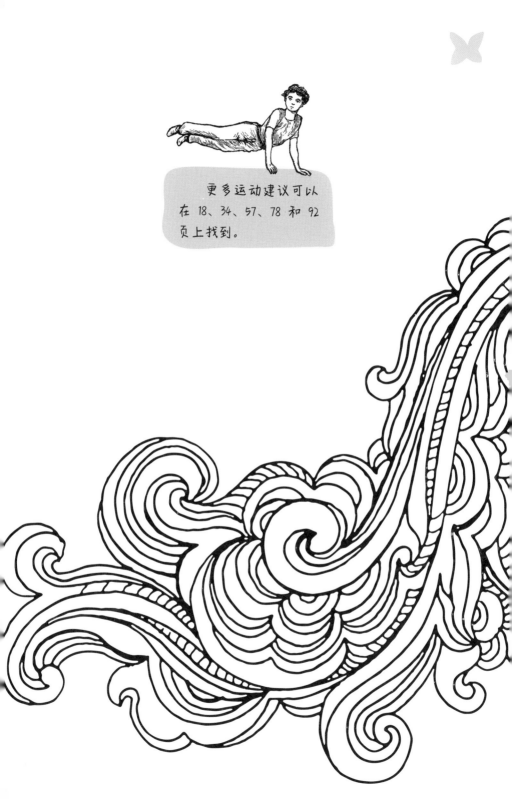

更多运动建议可以
在 18、34、57、78 和 92
页上找到。

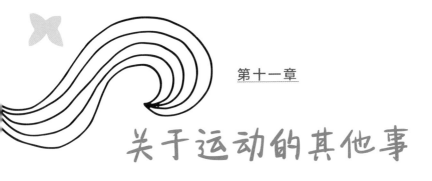

第十一章

关于运动的其他事

大脑健身房

锻炼大脑更好的方式，难道不应该是……运动大脑吗？不是有大量游戏、App 和网页可以做"认知训练"（认知是指人们如何接收信息，然后学会知识）吗？

不，其实不是这样的。70 位世界领先的大脑科学家研究了该领域的文章和已完成的研究，结论是？嗯，玩认知训练游戏唯一能提高的，就是玩这种游戏的能力。

可反过来不也是这样吗？如果我们锻炼身体，改善的只是身体本身？

不，完全不是这样。

瑞典斯科讷邦克福洛镇的两个小学低年级班级在学校里每天进行运动，而不是一周只运动两天。他们的运动水平自然得到了提高。而他们的瑞典语语言成绩也得到了提升（与这所学校另一个班的学生进行比较，那些学生仍然一周只上两节运动课）。此外，这种效果似乎能够保持很久。当他们九年级毕业时，这两个班级获得优秀成绩的学生要多于对照组班级。

人们在世界各地做这项实验，得出了相似的结果。

所以说，活动身体让大脑得到了加强——无数的研究可以证明这一点。

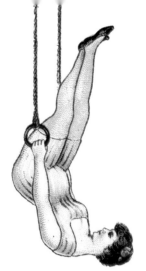

从现在开始

你的目标是在大多数事情上变得更好，从你此时此刻的水平出发，让自己变得更好。我们知道大脑的功能会因为你的运动而得到改善，所以你的运动量得比现在更大，这是显而易见的，对吧？

所以就从现在开始吧。想想自己已经在做什么形式的运动了，然后在这个基础上加量，一步一步增加。如果你是坐车上学的——就开始走路或者骑自行车。如果你已经是走路上学的——那就走快一点，或者绕一点路，或者既绕一点路又走快一点。不坐电梯或自动扶梯，改走楼梯。走路去朋友家而不是坐公共汽车。当你到达时，玩一些跳舞或者运动游戏（让身体运动起来），而不仅仅是锻炼手指。

如果你开始这么想了，那么你会发现每天你都可以有大量细微的改变（和改善）。只要去做就行了。

因为每一步、每一个运动都不会白费。你可以为自己大脑做的最大、最重要的改变就是每天多运动一点。

还得有趣

如果你觉得在森林里跑步无聊极了，那就不用这么做。如果你更喜欢游泳、骑自行车或是滚轴溜冰，那就去做这些事。也可以踢足球、玩曲棍球或室内曲棍球。至于你怎么运动，对大脑来说无所谓。

你在这本书里得到的只是建议和例子，是为了让你无须自己去想各种方法。我们建议的一切都可以换成其他形式，在那些运动里，你可以获得同样的运动量，得到同样气喘吁吁和疲劳的效果。而这又取决于你是像十项全能选手那样受过很好的锻炼，还是从椅子上站起来就会感到气短。

运动与竞技无关。我们不需要测量、掐时间、打破纪录或是赢取奖牌。如果你喜欢竞技——那就去吧！但如果你不喜欢竞技，你还是需要运动。

每个人都是不同的，每个人喜欢的运动形式不同，所以你得找到自己的水平和你自己的方式。

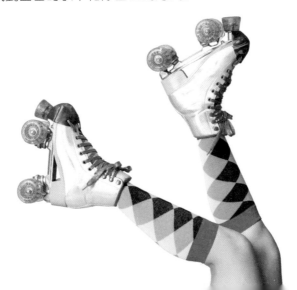

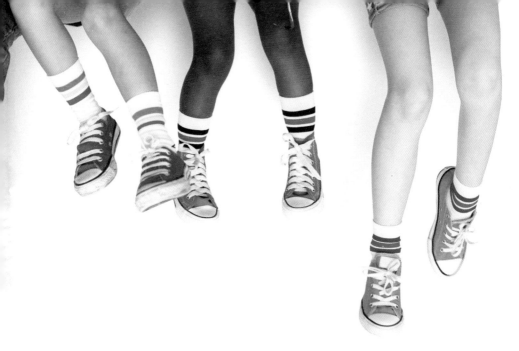

必须全部都做吗?

你在不同的章节里已经注意到了,我们的运动方式可以略微不同,这取决于我们想要加强大脑哪一部分的工作。

你也肯定发现了,相似的运动建议反复出现在不同地方。这并不是说你得先出去跑半个小时来改善注意力,然后再次系好鞋带,为了加强记忆力再跑半个小时。很显然,只跑半个小时,对两件事都有效果。

如果我们不满足于仅仅只是提高了创造力,而是希望各方面都有所改善,那我们该怎么做? 嗯,继续往下读,在下一页上你就会得到答案。

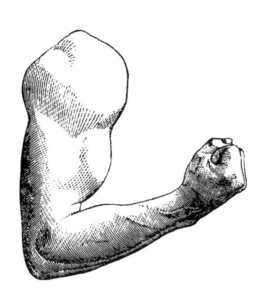

最大化

刚开始运动时，很多人都会犯的一个错误是，初始的强度太大了，你很快就感到疲惫，然后就放弃了。这是一种相当没有价值的战术。

一点一点循序渐进，从你已经在做的事情入手。如果你这辈子从来没有走过一步路，那就从第一步开始——而不是从跑马拉松开始。

为了简单起见，我们可以将它分为三个水平：最低水平、中间水平和最高水平。认为我们可以跳过最低水平就获得功能更强的大脑，坦率说这种想法是很愚蠢的。中间水平对大多数人来说都是非常好的，尤其是从长远一点的角度来看。给它几个星期时间，你会看到很大的不同。

寻找快乐脑科学

最低水平

去试着习惯比现在更大的运动量。我们可以将它称为日常锻炼。做你已经在做的运动，然后加一点量。随时寻找运动的机会——并且利用这些机会。

中间水平

除了你在最低水平做的那些运动，每周再增加两到三次，每次至少半个小时，时间长一点更好。在整个过程中让脉搏处于更快水平。这是一种已被证明对大脑有最佳全面效果的运动形式，既有即时效果又有长远效果。

最高水平

除了你在其他两个水平做的运动，再增加一组训练（锻炼的时间比你想要放弃时再长一点，你会时不时大口大口喘气）。这样做带给你的主要是长远效果。

还可以再增加一些以自己体重为负荷的力量训练。

现在你
变得更好了一些！

如果你好好读了这本书（并且按照上面说的做了运动），那你已经变得更快乐了一点，更聪明了一点，注意力更集中了一点，更能忍受压力了，更有创造力了，电脑游戏玩得更好了，记忆力也更好了。换句话说，跟你刚开始读这本书时比起来，你已经变成了自己的一个更好的版本。祝贺你！

如果你在匆匆忙忙出发去做某件急事（通常是一个明智的策略）之前，先花了点时间通读了整本书，那你就会知道自己该怎么做。不出意外的话，你已经明白了运动对你的大脑有多么重要。

如果你还不明白这一点，就请从头再读一遍。抱歉。

一件很久以前你肯定就已经明白的事情是，在很多跟大脑有关的事情上获得提升的人，学习起来也会更轻松。我们知道运动的人在数学、阅读理解能力和问题解决能力上更胜一筹。此外还可以加上：专注力加强了，记忆力更好了，做规划、做决定、搞创新都更容易了——是的，这件事是很明确的。

运动显然不仅对大脑有帮助。当身体状态良好时——这是运动的结果——我们也会吃得更香、睡得更好。这一点你或许已经发现了。不过大脑里还发生了另外一件事情，我们还没来得及讲，它跟自信心有关。

当我们在一件事情上获得提升后，自信心就会提升。当我们的身体状态更好的时候，自信心也会提升。如果你精神抖擞、心情愉悦、得到了充分休息、很镇定、吃得不多不少刚刚饱，聚精会神……那么你成功完成一项任务的机会自然也会增加。你的内心也能感受到这些，你的自信心就越发强烈了。

此外还有一步，因为这就像是一个雪球，每滚一圈都会变大。当你做了某件你知道对你有好处的事情——比如运动，尤其是有点难度的运动——之后，你会感到自己很能干。现在你在自信心上得到了三重鼓励，雪球越滚越大了。

比方说，你顺利完成了一项任务。当你面临下一个艰巨任务时，你当然会记得这件事。自信心的雪球又往前滚了一点。如果有人说，"这件事你做得不错"，那么就没有什么东西能够阻止雪球继续滚动了。

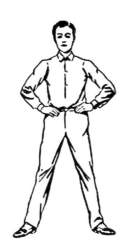

是的，你懂的，自信心的结构是螺旋式的，不是往上就是往下。运动是让它从一开始就朝正确方向前进的好方式。或者继续用那个比喻，让雪球滚动起来。

马上你就要放下这本书了。有点难过，不过这本书确实讲完了。那么我们希望你至少记住了三件事，哪怕你会忘掉刚刚读过的所有其他内容。这里是那三个最关键的要点：

1. 你的大脑永远不会停止发育。你可以改变它，也可以改善它。

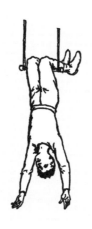

2. 帮助大脑跑起来的最佳方式是运动。

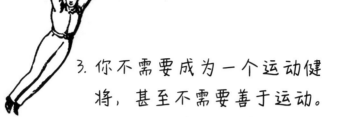

3. 你不需要成为一个运动健
   将，甚至不需要善于运动。
   大脑不会在乎你是怎么运
   动的，你只要运动就行了。

此刻你可能在想，对于大脑来说，把这些时间花在读这本书上面，难道不是更明智的做法吗？不过等等……你不正是这样做了吗？

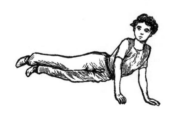

完

图书在版编目（CIP）数据

寻找快乐脑科学 /（瑞典）安德斯·汉森，（瑞典）
马茨·万布拉德著；徐昕译 . -- 北京：中译出版社，
2023.3
（给青少年的大脑健身房）
ISBN 978-7-5001-7268-0

Ⅰ . ①寻⋯ Ⅱ . ①安⋯②马⋯③徐⋯ Ⅲ . ①脑科学
－青少年读物 Ⅳ . ① R338.2-49

中国版本图书馆 CIP 数据核字（2022）第 238820 号

给青少年的大脑健身房：寻找快乐脑科学
GEI QINGSHAONIAN DE DANAO JIANSHENFANG : XUNZHAO KUAILE NAOKEXUE
出版发行 / 中译出版社
地　　址 / 北京市西城区新街口外大街 28 号普天德胜科技园主楼 4 层
电　　话 /（010）68005858，68358224（编辑部）
传　　真 /（010）68357870
邮　　编 / 10088
电子邮箱 / book@ctph.com.cn
网　　址 / http://www.ctph.com.cn

策划编辑 / 吕百灵
责任编辑 / 范　伟
营销编辑 / 白雪圆　喻林芳
封面设计 / 黄　浩
排　　版 / 七彩世纪
印　　刷 / 中煤（北京）印务有限公司
经　　销 / 新华书店

规　　格 / 880 毫米 ×1230 毫米　1/32
印　　张 / 4
字　　数 / 50 千字
版　　次 / 2023 年 3 月第一版
印　　次 / 2023 年 3 月第一次
ISBN 978-7-5001-7268-0　　　　　定价：68.00 元